Kopftraining

Petra Binder

Kopftraining

So bleibt Ihr Gedächtnis fit

2. Auflage

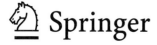 Springer

Petra Binder
Braintrainer, Unterwaltersdorf

Die 1. Auflage erschien 2007 im Kneipp-Verlag GmbH, Leoben

ISBN 978-3-662-48048-9   978-3-662-48049-6 (eBook)
DOI 10.1007/978-3-662-48049-6

Die Deutsche Nationalbibliothek verzeichnet diese Publikation in der Deutschen Nationalbibliografie;
detaillierte bibliografische Daten sind im Internet über http://dnb.d-nb.de abrufbar.

Springer

Umschlaggestaltung: deblik Berlin
Fotonachweis Umschlag: © yada03_fotolia
Bildrechte: Quellenangaben zu Bildnachweisen Seite 131

Gedruckt auf säurefreiem und chlorfrei gebleichtem Papier

Springer ist Teil von Springer Nature
Die eingetragene Gesellschaft ist Springer-Verlag GmbH Berlin Heidelberg

Danksagung

Mein besonderer Dank gilt insbesondere Frau Univ.-Prof. Dr. Christine Marosi, Prim. Assoc. Prof. PD Dr. Stefan Oberndorfer, Ao. Univ.-Prof. Dr. Michael Pretterklieber, Dr. Bettina Pretterklieber und Herrn Dr. hc. Michael Walla, welche mir ihre fundierten Beiträge zur Verfügung gestellt haben und mich mit vollem Engagement bei diesem be„**merk**"enswerten Buch unterstützt haben.

Die Autorin

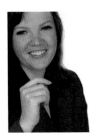

Petra Binder

ist dipl. Biomedizinische Analytikerin und Expertin für ganzheitliches Lern- und Gedächtnistraining. In zahlreichen Seminaren motiviert und begeistert sie jährlich Menschen aus unterschiedlichen Bereichen und unterschiedlichen Alters.

Spaß und Freude am Denken stehen im Vordergrund. Mit einfachen Bildern, Assoziationen und Techniken stattet sie Ihr Gedächtnis aus, sodass Sie dieses optimal nutzen können und es flexibel und einsatzfreudig bleibt.

Durch langjährige Erfahrung hat sie sich zur professionellen Gedächtnistrainerin etabliert. Erfolg, sicheres Auftreten und Kompetenz sind keine Frage der Veranlagung, sondern des aktiven Trainings unserer grauen Zellen.

Ihr Ziel: sicheres Wahrnehmen – Merken – Erinnern im beruflichen und privaten Alltag

E-Mail: petra.binder@braintrainer.at | Internet: www.braintrainer.at

Inhalt

Einleitung

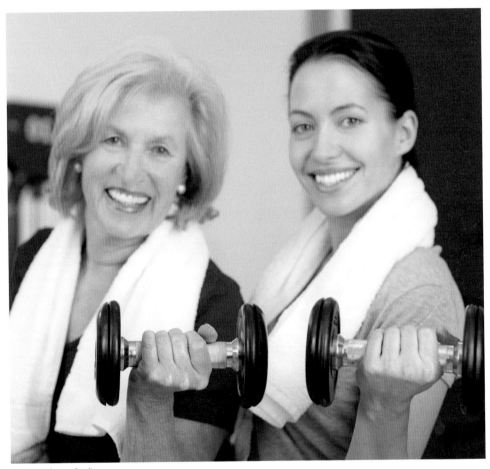

Contrastwerkstatt – Fotolia

> Das Gedächtnis nimmt ab,
> wenn man es nicht übt.

Marcus Tullius Cicero

Ich freue mich, dass Sie sich für mein Buch begeistern. Auf den folgenden Seiten werden Sie sehen, welche frei bleibenden Kapazitäten unser Hirn hat. Wir alle, so wie wir sind, glauben immer, die Kapazitäten unseres Denkens ausnützen zu können. Weit gefehlt! Wenn Sie dieses Buch bis zum Ende gelesen haben, werden Sie erkennen und zur Selbsterkenntnis kommen, dass wir unsere kognitiven Fähigkeiten bei weitem nicht ausnützen. In der Folge gebe ich Ihnen einen kurzen Ausschnitt, wie wir unser Denken perfektionieren können. Oft sind es die täglichen Kleinigkeiten, die uns zu denken geben, wobei wir uns nicht bewusst sind, wie einfach es sein kann, durch unsere eigene Agitation unseren Alltag bestimmen zu können. Ich hoffe, Ihnen mit meiner kleinen Anregung einen produktiven Beitrag für Ihr Leben geben zu können. Sie werden im Zuge des Lesens meines Buches Erfahrungen sammeln, die wegweisend sein werden für Ihr zukünftiges Leben – angefangen von kognitiven Übungen, die Ihr alltägliches Leben vereinfachen, bis hin zu Übungen, welche Ihnen aufzeigen werden, welche Kapazitäten in Ihnen stecken. Es ist mir ein Anliegen und zugleich ein Bedürfnis, Ihnen allen aufzuzeigen, was in uns schlummert.

Geht's Ihnen auch so wie vielen anderen Mitmenschen, dass Ihnen der Name eines alten Bekannten nicht mehr einfällt, oder Sie nicht mehr wissen, wo Sie Ihre Schlüssel hingelegt haben? Wir kennen diese Situationen nur allzu gut, es folgen dann Aussprüche wie: „Leise rieselt der Kalk" oder „Herr Alzheimer lässt grüßen". Dies akzeptieren? Nein! Müssen Sie nicht!

Lesen Sie dieses Buch aufmerksam und nehmen Sie sich wirklich Zeit dafür. Es macht absolut Sinn, dieses bereichernde Medium Zug um Zug zu durchforsten. Simpel gesprochen: Sie werden begeistert sein und persönlich gewaltige Fortschritte erzielen.

Was unsere grauen Zellen betrifft, ist das Wort „Training" wörtlich zu nehmen. Schließlich arbeitet unser Gehirn wie ein Muskel, und je mehr Sie es trainieren und fordern, umso mehr kann es auch leisten. Aber um geistig dauerhaft fit zu bleiben, bedarf es mehr: nämlich **regelmäßigen** Trainings. Ob zur Aktivierung oder zur Vorbeugung, Therapie oder Rehabilitation von Hirnleistungsstörungen – schon 10–15 Minuten täglich reichen aus und stellen eine wichtige Maßnahme zur geistigen Gesunderhaltung dar. Denn Gedächtnistraining ist so wichtig wie Körpertraining. Wer sein Gehirn regelmäßig trainiert, wird nicht nur klüger, sondern verbessert damit auch seine Konzentrationsfähigkeit und beugt der Vergesslichkeit vor. Tagtäglich erwarten Sie von Ihrem Gehirn Höchstleistungen. Stundenlanges aufmerksames Arbeiten, vernetztes Denken und Zusammenhänge glasklar erkennen – diese Fähigkeiten werden oft als Selbstverständlichkeit hingenommen. Doch was bieten Sie als Gegenleistung an unser Denkorgan, um es für diese hohen Anforderungen fit zu halten? Oft gar nichts. Dabei reichen schon wenige Minuten täglich aus, um die geistige Leistungsfähigkeit zu steigern und um auch im fortschreitenden Alter noch geistig fit zu sein. Das Fitnesstraining für unsere „grauen Zellen" beschränkt sich aber keinesfalls auf das sture Auswendiglernen von Zahlenkolonnen oder das Lösen kniffliger Rätsel. Auch geht es dabei nicht um das möglichst schnelle Finden von Lösungen, sondern um das Nachdenken, Überlegen, Entscheiden, Betrachten verschiedener Gesichtspunkte, das Erfahren von Neuem, das Hinterfragen von Bekanntem und das Überdenken von Gewohntem.

Das Erlangen eines guten Gedächtnisses ist letztlich ein Zusammenspiel aus

- ausgewogener Ernährung,

- körperlicher Bewegung,

- optimaler Durchblutung,

- regelmäßigem Gedächtnistraining,

- gutem seelischem Gleichgewicht,

- reichlich Sauerstoff und

- Flüssigkeit (min. 2 Liter/Tag).

Gedächtnis und Alter

Im Alter merkt man oft geistige Defizite. Am besten und längsten bleiben verbale Fähigkeiten und Denkvermögen erhalten. Dagegen wird das visuelle Gedächtnis eher schwächer, der Denkprozess verlangsamt sich und die Aufmerksamkeitsspanne wird kürzer. Man hat Schwierigkeiten beim Einprägen neuer Informationen.

Ältere Menschen reagieren sensibel auf Zeitdruck oder auf zu komplexe Anforderungen. Ebenso ist die Verarbeitungsgeschwindigkeit von neuen Informationen beeinträch-

tigt durch altersbedingte Veränderungen. Auch beeinflussen Störfaktoren, wie z. B. schlecht Hören oder Sehen, die Konzentration. Die geistigen Defizite sind ein Teil des normalen Alterungsprozesses und individuell verschieden. Doch auch im Alter kann man die Leistungskraft des Gedächtnisses stark beeinflussen, denn die Unterschiede der Gedächtnisleistung älterer Menschen sind sehr groß. Dem Gedächtnistraining ist keine Altersgrenze gesetzt, aber je früher man damit beginnt, desto besser natürlich. Das Gehirn ist trainierbar wie ein Muskel und die Voraussetzungen zum Lernen sind bis ins hohe Alter gegeben. Nicht das Absterben von Gehirnzellen ist die Ursache für ein schwaches Gedächtnis, sondern oftmals mangelnde geistige Bewegung.

Das Gehirn verliert auch im Alter nicht an Speicherkapazität, es wird nur zu wenig genützt, erfährt also zu wenig geistiges Training. Wenn jemand fragt, wie er sein Gedächtnis verbessern kann, ist es ziemlich schwierig, diese Frage zu beantworten. Der Begriff „Gedächtnis" umfasst viele verschiedene Prozesse. Erfolgversprechend ist es, herauszufinden, wie die Arbeitsweise jeder einzelnen Erinnerungsphase verbessert werden kann.

Kennen Sie: D. S. G. A. A.?

Defizitäre Störung des Gedächtnisses, ausgelöst durch das Alter!

So passiert es: Sie beschließen, das Auto zu waschen. Als Sie zur Tür gehen, sehen Sie, dass die Post auf dem Tisch liegt. Na gut, Sie werden das Auto waschen, aber zuerst werden Sie nachsehen, wer Ihnen geschrieben hat. Sie lassen die Schlüssel auf dem Schreibtisch liegen, schmeißen die Post weg, die Sie nicht interessiert und stellen fest, dass der Mülleimer voll ist. Sie werden die Rechnungen und Kontoauszüge im Schreibtisch verstauen und den Mülleimer ausleeren, aber wo die Schublade des Schreibtisches schon offen ist, könnten Sie doch eigentlich die Erlagscheine ausfüllen, um die Rechnungen zu bezahlen. Wo ist das Scheckheft? Auweia! Es ist nur noch ein Scheck darin. Der Vorrat an Schecks ist in der zweiten Schublade des Schreibtisches. Ah, da auf dem Schreibtisch steht ja das Glas mit dem Saft, den Sie gerade trinken wollten. Sie werden die anderen Schecks suchen. Aber zuerst müssen Sie das Glas wegstellen, das steht zu nah am Computer. Ach, dann können Sie den Saft ja auch wieder in den Kühlschrank stellen, er ist schon ganz warm. Sie gehen in Richtung Küche und sehen, dass die Pflanzen Wasser brauchen. Sie stellen das Glas Saft auf dem Tisch und – Juhu – da ist ja die Brille! Die haben Sie den ganzen Morgen gesucht! Die sollten Sie besser sofort verstauen. Sie füllen eine Kanne mit Wasser und nähern sich den durstigen Pflanzen. Jemand hat die Fernbedienung in der Küche gelassen. Und Sie haben danach gesucht, als Sie fernsehen wollten. Am besten bringen Sie sie sofort dahin zurück, wo sie hingehört. Sie gießen Ihre Pflanzen ein wenig (ein bisschen gießen Sie auch den Boden, den werden Sie aber bestimmt bald saubermachen), werfen die Fernbedienung auf den Sessel und gehen auf die Haustür zu, die ganze Zeit mit dem Gedanken beschäftigt, was es denn noch mal war, was Sie eigentlich machen wollten! Am Ende des Tages: Das Auto ist nach wie vor schmutzig, die Rechnungen sind unbezahlt, das Glas Saft steht auf dem Tisch in der Küche, die Pflanzen haben nicht genug Wasser, um überleben zu können. Im Scheckheft ist nach wie vor nur ein Scheck und die Autoschlüssel können Sie nicht finden. Ihnen wird klar, dass Sie den ganzen Tag überhaupt nichts zu Ende gebracht haben. Sie sind überrascht, denn eigentlich waren Sie den ganzen Tag beschäftigt! Sie werden feststellen, dass D. S. G. A. A. eine sehr ernste und schwerwiegende Krankheit ist. Am besten versuchen Sie, etwas darüber im Internet zu finden. Aber erst mal nachsehen, ob Ihnen irgendjemand eine E-Mail geschrieben hat … (ein Teufelskreis). Also Schluss mit schusselig!

Den richtigen Rahmen schaffen

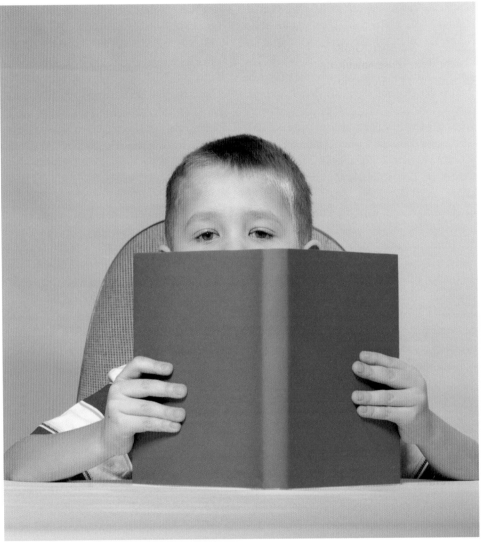

Voyagerix – istock

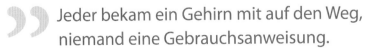Jeder bekam ein Gehirn mit auf den Weg,
niemand eine Gebrauchsanweisung.

Dr. phil. Manfred Hinrich

Das Gehirn des Menschen hat ein mittleres Gewicht von 1.245 g (Frauen) bzw. 1.375 g (Männer). Zwischen Größe und Intelligenz besteht kein Zusammenhang. Es gibt geschätzte 100 Milliarden Nervenzellen. Aneinandergereiht würde dies eine Länge von ca. 770.000 km ergeben, was ungefähr der Entfernung zwischen Erde, Mond und wieder retour entspricht. Unser Gehirn ist als riesiges Netzwerk angelegt, das durch seine Kombinationsmöglichkeiten der Nervenzellen die Anzahl an Sternen im Universum übersteigt. Jede Nervenzelle ist mit bis zu 10.000 anderen verbunden und tauscht so ihre elektrischen Impulse mit den anderen aus. Es ist entscheidend, welche Nervenzellen dabei gemeinsame elektrische Impulse aussenden, wenn wir an eine bestimmte Sache denken, sie ausführen oder Neues lernen. Eine bestimmte Informationsaufnahme spiegelt also ein genaues Aktivierungsmuster des neuronalen Netzes wieder. Bei 100 Milliarden Nervenzellen mit jeweils 10.000 Verbindungen gibt es unendlich viele verschiedene Muster. Wir können immer wieder Neues lernen, ohne dass Altes dadurch verloren geht.

Das Gehirn

- macht 2 % des Körpergewichts aus,
- braucht 20 % des Stoffwechselumsatzes,
- braucht 20-40 % des Gesamtsauerstoffbedarfs im Körper.

Der Mensch verliert täglich zwischen 1.000 und 10.000 Gehirnzellen. Würde man jeden Tag 10.000 Zellen verlieren, müsste man rund 410 Jahre alt werden, um nur 10 % des Gehirns zu verlieren. Also schaffen Sie für Ihr Gehirn die besten Rahmenbedingungen, damit es am effektivsten arbeiten kann, und Sie werden sehen, wie sehr unser Wunderorgan unterschätzt wird.

Das Gehirn, das zentrale Steuerungsorgan

Gastbeitrag von Univ.-Prof. Dr. Christine Marosi, Dr. Bettina und Ao. Univ.-Prof. Dr. Michael Pretterklieber

Es ist der Sitz der Persönlichkeit und von hier aus findet die Steuerung und Wahrnehmung der körperlichen Funktionen und der Sinnesorgane statt. Ebenso wird die Reaktion auf körperliche Vorgänge sowie auf Außenreize gesteuert. Es ermöglicht das Denken, die Entwicklung von Gefühlen, die Sprache und damit die Kunst, Kultur und Technik zu entwickeln und zu erleben.

Die Entwicklung des zentralen Nervensystems (ZNS) im Laufe der Evolution wird bei der Embryonalentwicklung jedes Menschen nachvollzogen. Bereits zu Beginn der dritten Schwangerschaftswoche bildet sich zunächst eine Neuralplatte, die zu einem Neuralrohr weiterwächst. Am Kopfende des Neuralrohrs entsteht durch Verdickung, Knickungen und enorme Vergrößerung der Oberfläche das Gehirn.

Das Gehirn ist ein hochkomplexes dreidimensionales Netzwerk aus spezialisierten Zellen, den Nervenzellen, deren Aufgabe die Verarbeitung und Übermittlung von Signalen ist.

Die Gliederung des Gehirns

Der älteste, unterste Teil des Gehirns, der **Hirnstamm**, enthält die wichtigen Steuerungsmechanismen für Herzschlag, Atmung sowie für das Überleben wichtige Reflexe, wie Hustenreflex, Lidschluss, Schlucken, Erbrechen und viele Stoffwechselvorgänge. Hier kreuzen viele aufsteigende und absteigende Nervenbahnen die Seite.

Weiter oberhalb in der hinteren Schädelgrube liegt das stark gefältelte **Kleinhirn**, das für die Koordination, die Flüssigkeit der Bewegungen und für das Halten des Gleichgewichts verantwortlich ist. Vor einigen Jahren hat man entdeckt, dass das Kleinhirn auch eine Funktion beim unbewussten Lernen und beim Spracherwerb hat. Vielen Menschen fällt es leichter, wenn sie beim Denken gleichzeitig bestimmte Bewegungen, z. B. Auf-und-Ab-Gehen oder Handbewegungen, durchführen. Relativ zu Tieren, die sich in der Luft oder im Wasser dreidimensional bewegen, hat die Größe des Kleinhirns beim Menschen abgenommen.

Im **Zwischenhirn** liegt das wichtige Kerngebiet: der **Thalamus**, wo Sinneseindrücke, sensible und motorische Eindrücke miteinander verschaltet werden, bevor und nachdem sie zur Hirnrinde gelangt sind. Deshalb wird er gern als „Tor zum Bewusstsein" bezeichnet. Hier entstehen auch Gefühle, die Regulation von Temperatur sowie der Schlaf-/Wachrhythmus.

Der **Hypothalamus** ist ebenso ein Abschnitt des Zwischenhirns und bildet die Verbindungen zwischen Nervensystem und Hormonen, indem er nach Rückkopplung durch den Hormonspiegel die Steuerungsmoleküle für die Sekretion der hypophysären Hormone bildet, wie Wachstumshormon, Schilddrüsenhormone, Nebennierenrindenhormone und

Sexualhormone. Adrenalin hat hier seinen Ursprung.

Schließlich bildet das **Endhirn** zwei durch eine Längsfurche getrennte Hemisphären aus, die durch kreuzende Fasern (Balken – Corpus callosum) miteinander verbunden werden. Jede Hemisphäre wird in Lappen gegliedert: 1. den Stirnlappen (Frontallappen), 2. den Schläfenlappen (Temporallappen), 3. den Scheitellappen (Parietallappen), 4. den Hinterhauptslappen (Okzipitallappen) und in der Tiefe der Silvius'schen Furche liegt als 5. Lappen die Insel.

Ein nicht zu unterschätzender Faktor ist, wie unser Gehirn vor äußeren Einflüssen geschützt wird. Das Gehirn des Menschen liegt geschützt im Schädel, eingehüllt in drei Hirnhäute, umgeben von einer Flüssigkeit, dem Liquor cerebrospinalis, der auch die inneren Hohlräume des Gehirns ausfüllt und damit beiträgt, das Gehirn vor Stößen zu schützen. Die drei Hirnhäute sind die sehnenartige harte Hirnhaut, die Dura mater, die dem Knochen anliegt; darunter befinden sich die weiche Hirnhaut, die Leptomeninx, die aus der äußeren Arachnoidea, die wie ein Gespinst von feinen Trabekeln durchzogen und von Liquor gefüllt ist, und die innere Hirnhaut, die Pia mater. Der Liquor ist eine klare, durchsichtige Flüssigkeit. Sein Volumen beim Erwachsenen beträgt ca. 140 ml. Er umspült Hirn und Rückenmark. Er wird in den Ventrikeln aus vorhangartigen Ausstülpungen, wo Blutgefäßnetze nur durch eine einzellige Schicht der weichen Hirnhaut bedeckt sind, aus dem Blut gebildet. Bei einem Gesunden enthält der Liquor kein Eiweiß und kaum Zellen und nur die Hälfte des Zuckergehaltes des Blutes. Der Liquor übernimmt somit überwiegend mechanische Schutzfunktionen für das Gehirn.

Unser Gehirn kann aber noch viel mehr! Es trifft Entscheidungen über die Abfolge der

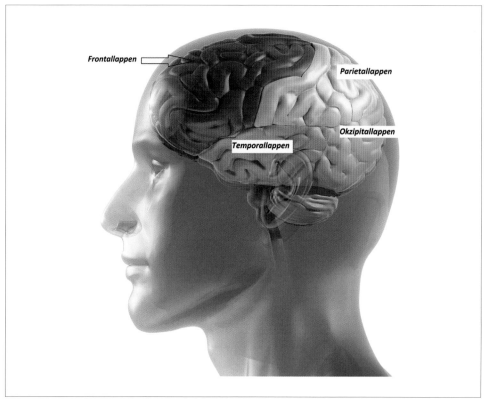

Antonis Papantoniou – Fotolia

Steuerung einzelner Muskeln unseres Körpers. Es ist mittlerweile gelungen, verschiedene Funktionen zu bestimmten Rindengebieten des Gehirns zuzuordnen, wie das primäre motorische Zentrum in Sulcus präcentralis des Stirnlappens. Von dort gehen die Willkürbewegungen aus, wobei man die Steuerungsareale von verschiedenen Muskeln lokalisieren kann: Die Areale der Muskeln für Zunge und Auge befinden sich am weitesten unten seitlich, gefolgt von denen für Daumen, Finger, Unterarme, Oberarme, Rumpf- und Beinmuskulatur sowie Zehen über der Mantelkante an der der Hirnsichel anliegenden Fläche des Frontallappens. Gleich anschließend in der ersten Furche des Scheitellappens nach der Zentralwindung liegen die primär sensorischen Areale aus dem Körper,

wo Eindrücke aus der Außenwelt von den entsprechenden Körperarealen „wahrgenommen" werden. Die Sehrinde liegt an der Spitze des Hinterhauptlappens, die Hörrinde in oberen Schläfenlappen und das primäre Sprachareal nach Broca in der Nähe der linken Insel. Alle diese Zentren können die ihnen zugeschriebenen Funktionen jedoch nicht allein ausüben und benötigen Signale und Mitarbeit von anderen Hirnregionen, damit man diese Aufgaben ohne Behinderung ausführen kann.

Es scheint fast unglaublich, dass unser Gehirn, welches durchschnittlich 1,4 kg wiegt, weniger als 2% des Körpergewichts ausmacht und ungeheure 20% des Grundumsatzes verbraucht und damit zu diesen Höchstleistungen fähig ist.

„Unsere kleinen grauen Zellen"

Die Bezeichnung der „kleinen grauen Zellen", denen Hercule Poirot seinen Scharfsinn zuschreibt, kommt davon, dass die Zellkörper in Formalin eine graue Farbe aufweisen (= graue Substanz).

Die Nervenfasern, also Dendriten (Zellfortsätze) und von Markscheiden umgebenden Axone (Leitungsapparat) liegen dazwischen und geben im Gegensatz zur „grauen Substanz" einen weißen Farbeindruck (= weiße Substanz). Sowohl graue als auch weiße Substanz sind sehr stark durchblutet.

Die große Blutmenge, die durch das Gehirn fließt, stellt nicht nur dessen Versorgung mit Nährstoffen, hier vor allem mit Glucose, sicher, sondern auch die Möglichkeit, das innere Milieu im ZNS konstant zu halten, sowie die ständige Kühlung des sehr aktiven Stoffwechsels.

Die Zellen des zentralen Nervensystems

Die Gestalt der Neuronen kann je nach Aufgabe und Lage im ZNS sehr verschieden sein. Alle haben einen Zellkörper, in dem der Zellkern liegt, eine Rezeptorzone mit oft weit verzweigten Zellfortsätzen, den Dendriten, die Impulse aufnehmen können, und einen Leitungsapparat, der aus einem besonderen Zellfortsatz, dem Neuriten oder Axon, besteht, der besonders im Endabschnitt verzweigt sein kann. Die einzelnen Ästchen des Axons enden mit der Bildung von speziellen Kontaktstrukturen, den Synapsen, an den Zellkörpern, den Dendriten anderer Neuronen oder an einem Erfolgsorgan, z. B. einer Muskel- oder Drüsenzelle. Dendriten oder Axone können über einen Meter lang werden. Die Erregungsleitung erfolgt auf elektrischem Wege entlang des Axons und durch Ausschüttung von chemischen Botenstoffen, Neurotransmittern, an den Synapsen. Es gibt verschiedene, hemmende und erregende Neurotransmitter, je nach Art des Neurons.

Die Nervenzellen werden betreut durch ein hochspezialisiertes Stützgewebe, die **Gliazellen**, die nicht nur für mechanische Stütze, sondern auch für Ernährung, Entsorgung, Konstanz des inneren Milieus im Nervensystem, Wiederaufbereitung von Botenstoffen, aber auch Schutz vor Chemotherapie sorgen. Mit ihren Fortsätzen bilden die **Astrogliazellen** eine Membran um die Blutgefäße herum und kontrollieren den Austausch von Stoffen in und aus dem ZNS (dies bildet einen Teil der Bluthirnschranke, die für ihre Funktionalität lebende **Astrozyten** benötigt.)

Andere, hochspezialisierte Gliazellen, die **Oligodendrozyten,** bilden durch „Einrollen" um die Axone Markscheiden, die aus vielen konzentrischen Schichten aufgerollter, fetthaltiger Zellmembranen bestehen.

Im Gehirn liegen die Zellkörper der Neuronen überwiegend in der Hirnrinde, die 1,2 bis 4,4 mm stark ist und im mikroskopischen Aufbau mehrere Schichten von Neuronen enthält. In tiefliegenden Strukturen werden diese Ansammlungen der Nervenzellkörper auch Ganglien genannt und als Kerne zusammengefasst. Sie sind für die Regelung von motorischen, kognitiven und limbischen Funktionen von großer Bedeutung.

Die richtigen Voraussetzungen

An erster Stelle steht das Wollen

Mit dem Wollen haben wir doch alle unser Problem. Den inneren Schweinehund zu überwinden, fällt oft sehr schwer. Sicherlich haben Sie schon mehrmals bemerkt, wie schwierig es ist, sich neue Informationen zu merken bzw. etwas zu lernen, von dem Sie überzeugt sind, dass es für Sie zu kompliziert ist. Zum Beispiel wenn Sie meinen, ein schlechtes Zahlengedächtnis zu haben, werden Sie sich auch keine Telefonnummer merken. Oder wenn sich jemand bei Ihnen mit einem ungewöhnlichen und fremd klingenden Namen vorstellt, sind Sie vielleicht überzeugt, dass Sie diesen Namen nie richtig behalten werden.

Die richtige Einstellung

*„Ich **kann** es mir merken und ich **kann** mich erinnern."*

Ihre Einstellung ist eine wesentliche Voraussetzung dafür, dass Sie Informationen erfolgreich speichern und abrufen können.

Interesse

Der Wunsch, sich zu erinnern, entsteht aus Interesse, Anteilnahme und Prioritäten. Wir wählen **aktiv** aus, was wir uns merken wollen, und schieben Dinge beiseite, die uns nicht interessieren. Vielleicht fühlen Sie sich überfordert mit allen Funktionen, die Ihr neues Mobiltelefon bietet, denn eigentlich wollen Sie ja „nur" telefonieren. Warum sollten Sie also die Bedienungsanleitung studieren? Andererseits interessiert es Sie aber doch, eine Kurzmitteilung zu verfassen. Deshalb lohnt es sich, die Anleitung zu lesen, um diese Funktion dann anwenden zu können.

Übung

Die folgenden fünf Beispiele zeigen verschiedene Situationen, sich an einen Namen zu erinnern. Ordnen Sie die Beispiele nach der Wichtigkeit, die sie für Sie haben: an erster Stelle die für Sie bedeutendste Situation, an letzter die für Sie am unwichtigsten.

1. An den Namen von jemanden, der Ihnen € 100,– schuldet.
2. An den Namen eines Arbeitskollegen Ihres Nachbarn.
3. An den Namen von jemanden, dem Sie € 1,– schulden.
4. An den Namen von jemanden, der Ihnen Grüße von Ihrem Bekannten sendet.
5. An den Namen von jemanden, der sich ein Buch von Ihnen geliehen hat.

Das Interesse spielt eine große Rolle beim Aufnehmen von Informationen, weil es den Grad der Aufmerksamkeit bestimmt. Eine Person, die Ihnen € 100,– schuldet oder eines Ihrer Bücher entliehen hat, interessiert Sie wahrscheinlich viel mehr als ein Arbeitskollege Ihres Nachbarn oder auch als jemand, dem Sie € 1,– schulden.

Aufmerksamkeit

Sobald Sie Ihre Aufmerksamkeit aktiv auf bestimmte Eindrücke richten, werden sie bewusst aufgenommen und können weitergeleitet werden. Sie konzentrieren sich auf bestimmte Dinge und blenden andere aus. Der gleichzeitige Gebrauch mehrerer Sinne hilft, neue Informationen noch besser zu erfassen und Ihre Aufmerksamkeit auf diese zu lenken.

Die Aufmerksamkeit wird bestimmt von:

Erfahrungen und Vorlieben

Je mehr Erfahrung und Wissen Sie sich bereits über ein Thema angeeignet haben, desto vernetzter und differenzierter nehmen Sie Informationen dazu wahr. Denken Sie zum Beispiel an einen Hobbygärtner, der seine Pflanzen liebt: Er wird sich an die Blumen im Raum erinnern. Trinken Sie gern Kaffee, werden Sie sehr wohl wissen, wo dieser im Angebot ist. Wenn Sie jedoch kein Sportfan sind, werden Sie wahrscheinlich keine Spielergebnisse kennen.

Gegenwärtige Bedürfnisse

Reize, die individuell keine Bedeutung haben, werden gefiltert und aussortiert, aber Reize, die für Sie bedeutend und interessant sind, werden Sie verstärkt wahrnehmen. Wenn Sie gerade hungrig sind, wird Ihr Geruchssinn sehr sensibel auf Essensdüfte reagieren. Wir fokussieren uns auf das Wesentliche, welches im Zustand der Müdigkeit eine Pause bedeutet.

Erwartungen

Wenn Sie Besuch erwarten, werden Geräusche vor dem Haus genau registriert, die sonst im Straßenlärm untergehen.

Ziele

„Erkenne deine Ziele und der Rückenwind wird an deiner Seite sein…"

Natürlich können Sie spazieren gehen oder einen Stadtbummel unternehmen, ohne ein Ziel vor Augen zu haben. Planen Sie ein größeres Vorhaben, setzen Sie sich Schritt für Schritt Ziele, um erfolgreich zu sein. Sich Ziele zu setzen, ist individuell von Ihrer Persönlichkeit abhängig.

Warum Ziele so wichtig sind

Jeder hat in seinem individuellen Lebensbereich Zielsetzungen, welche er/sie verfolgt. Zielsetzungen sind unsere persönlichen Vorgaben, worin wir unsere gesamte Energie einbringen können. Ziele helfen, langfristig zu denken und zu handeln und außerdem die Motivation und Ausdauer über einen längeren Zeitraum aufrecht zu erhalten. Wer kennt das nicht, dass die Begeisterung am Beginn eines neuen Vorhabens intensiv gegeben ist und das Thema total interessant, spannend und motivierend ist. Jedoch besteht die Möglichkeit, bei größeren Vorhaben zu einem Stillstand zu gelangen, wo sich ein Wiederaufstehen als ziemlich schwierig gestalten könnte. Es liegt in der Natur des Menschen, den Weg des geringsten Widerstandes zu

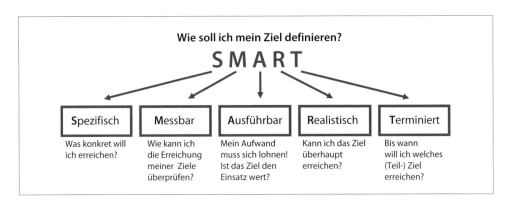

wählen. Man möchte am liebsten aufgeben und fragt sich, ob das angestrebte Ziel wirklich so interessant ist. Es kommen Zweifel auf. Nun ist Nachschub an Motivation gefragt: Was kann ich ändern, um wieder Spaß an der Sache zu finden? Was begeistert mich an meinem Ziel? Mit welchen Kurskorrekturen kann ich Hindernisse aus dem Weg räumen? Wer oder was kann mich dabei unterstützen? Und es lohnt sich, durchzuhalten! Mit zielorientiertem Denken und Handeln lassen sich Aufgaben leichter lösen. Wie war das Gefühl, als Sie erfolgreich ein Ziel erreicht haben? Versuchen Sie sich an solch eine Situation zu erinnern. Dieses Ereignis hat Sie wahrscheinlich „Bäume ausreißen" und gleichzeitig „die Welt umarmen" lassen. Diese motivierenden Gefühle lassen auch Probleme leichter lösen – wenn Sie Ihr Ziel ganz klar vor Augen haben.

„Wer sein Ziel kennt, findet den Weg."
(Laotse)

Übung

Wie kommen Sie nun an Ihr Ziel? Durch Visualisierung und Formulierung! Schließen Sie Ihre Augen und malen Sie sich im Geiste aus, wie das Ziel aussehen könnte. Nehmen Sie in Bildern und auch in Worten den gewünschten Zielzustand wahr. Visualisieren Sie Ihre Ziele, setzen Sie all Ihre Emotionen und all Ihr Denken ein, um die von Ihnen gesetzten Ziele zu erreichen! Sie persönlich sind für die Ziele verantwortlich, welche Sie sich setzen! Je deutlicher und motivierender die Ziele in Ihrem Geiste ausgemalt sind, desto aktiver und energievoller können Sie an Ihren Plan herangehen. Diese werden po-

sitiv formuliert, denn das Gehirn kennt keine Verneinungen. Außerdem schreiben Sie diese in der Gegenwartsform, ohne Einschränkungen, konkret auf. Die **Realisierbarkeit** aus eigener Kraft und die Erreichung aus eigenem Willen sollen gegeben sein. Setzen Sie sich Termine, bis wann Sie Ihre Ziele erreicht haben möchten.

Der Weg zum Ziel

Etappenziele
Entscheidend ist, dass Sie sich Etappenziele setzen und trotz allem das Gesamte nicht aus den Augen verlieren.

Kurskorrekturen
Versuchen Sie, auftretende Hindernisse möglichst ohne Abweichung zu bewältigen.

Vertrauen
Vertrauen Sie in Ihre eigenen Stärken und Fähigkeiten.

Prioritäten
Bleiben Sie auf „Zielkurs" und lassen Sie sich nicht von unwichtigen Nebensächlichkeiten ablenken.

Visualisierung
Stellen Sie sich immer wieder in Ihrem Geiste das geschaffte Ziel vor.

Belohnung
Vergessen Sie nicht, sich für geschaffte Etappenziele zu belohnen! Feiern und genießen Sie Ihre Erfolge.

Erfolgstagebuch
Schreiben Sie Ihre Fortschritte, auch die kleinen, auf, denn diese motivieren und lassen Sie nicht vom Weg abkommen.

Motivation

In der Folge werde ich Ihnen Pläne und Techniken aufzeigen, wie Sie schneller und effizienter Ihre Ziele erreichen können. Motivieren Sie Ihre grauen Zellen, indem Sie daran arbeiten und trainieren. Nutzen Sie Ihre Begeisterung, Ihren Elan und Entdeckungsdrang. Haben Sie schon einmal über das Wort „Neugierde" nachgedacht? Nein? Es ist wissenschaftlich erwiesen, dass der Wissensdrang bei Kindern extrem ausgeprägt ist.

Sie wollen ihre Welt entdecken, erforschen und stellen unzählige Fragen. Aktivieren Sie wieder Ihre natürliche Neugierde! Auch können Motive Bedürfnisse, Wünsche, Werte und Interessen eines Menschen umfassen.

Übung:

Finden Sie drei gute Gründe, Ihr Ziel umzusetzen!

Energielieferant

Positiv denken

Eine wichtige Erfolgskomponente, wie bei allen Herausforderungen im Leben, ist das Selbstvertrauen. Wer an sich selbst glaubt, ist sich seines Könnens bewusst; er kennt das eigene Verhalten, die eigenen Gefühle, Körperempfinden, Interessen, Wünsche, Ziele und das eigene Denken. Durch positive Gedanken können Sie nicht nur Ihr Ziel genau visualisieren, sondern auch Ihre Motivation steigern. Es stellen sich Erfolgserlebnisse ein, denn nichts motiviert so stark wie die positive Erfahrung, etwas zu können und zu leisten. Erfolgserlebnisse spornen zum Weitermachen an. Sie werden merken, wie positiv Sie auf Ihr Umfeld wirken. Halten Sie an

Ihrem Plan fest, investieren Sie all Ihre Energie in die Umsetzung Ihrer Ziele und Sie werden sehen, Sie werden Erfolg haben!

Fähigkeiten positiv denkender Menschen:

- Selbstmotivation,

- Einfallsreichtum, um ihren Zielen näher zu kommen,

- Flexibilität für andere Wege, um erfolgreich zu sein,

- effektiv und effizient planen,

- große Aufgaben in kleinere Zielgebiete unterteilen,

- Antrieb trotz Niederlage,

- negative Gedanken, wie „Ich schaff das nicht!" durch positive Leitsätze, wie „Ich kann es! Und ich kann es mir merken!" ersetzen.

Sicherlich haben Sie gemerkt, wie sich ihre Motivation und Ihr Bedürfnis Ihre persönlichen Ziele umzusetzen, gesteigert haben. Gefällt Ihnen das kleine Beispiel, welches ich Ihnen oben präsentiert habe. Und: Yes, I can! Wie fühlen Sie sich? Ist es nicht ein wunderschönes Empfinden, zu sagen: „Ich bin gut!"

Zeit

Schon in der Kindheit wurden wir durch Angewohnheiten geprägt, wann gelernt werden soll. Jedoch haben viele Menschen nie versucht, ihre ideale Tageszeit herauszufinden. Allerdings ist jeder Mensch individuell verschieden. So mancher lernt am liebsten früh morgens, während ein anderer wirkungsvoll am Abend seine Arbeiten erledigt. Experimentieren Sie doch mal mit unterschiedlichen Uhrzeiten.

Richtiges Umfeld

Wohlfühloase schaffen

Konzentriertes Arbeiten fällt in einer für Sie hellen, geräumigen, angenehmen und entspannten Umgebung am leichtesten. Ihr Arbeitsbereich sollte für Sie so gestaltet sein, dass Sie sich darin wohlfühlen und gerne aufhalten. Dazu können Bilder, Pflanzen, angenehme Farben und natürlich ein aufgeräumter Arbeitsplatz beitragen.

Überblick behalten

Legen Sie darauf wert, sich auf das Wesentliche zu fokussieren. „Das Genie lebt im Chaos", diese Ausdrucksweise kennen wir doch alle! Was können Sie damit anfangen? Es kann nicht schaden, ein bisschen Ordnung in Ihren Alltag zu bringen.

Vermeidbare Störungen ausschalten

Versuchen Sie, äußere Einflüsse so gut wie möglich zu vermeiden, um Ihre Konzentration auf das Wesentliche zu fokussieren. Mit einigen Überlegungen können Sie schon vorweg die meisten Dinge ausschalten, die Sie am konzentrierten Arbeiten hindern. Schon ein gut gestalteter Arbeitsplatz kann viele Störungen aus dem Weg räumen. Telefonanrufe, nicht notwendige Pausen, laute Geräusche und jegliche Ablenkung können Konzentrations- und Verständnisfluss unterbrechen. Auch sollten Sie Vereinbarungen mit Ihrer Familie, Kollegen oder Freunden treffen, dass Sie während des Arbeitens nicht gestört oder durch Lärm belästigt werden.

Bequemer und gesunder Stuhl

Nicht zu vergessen: Sind Sie mit Ihrem Bürostuhl zufrieden? Aus Erfahrung kann ich Ihnen sagen, 80% aller Angestellten, die an den Bürostuhl gefesselt sind, sind nicht glücklich und haben Rückenprobleme. „So, take care about your chair"! Achtung: machen Sie es sich jedoch nicht allzu bequem! Es ist erwiesen, dass ein Körper, welcher sich im Ruhezustand befindet, bei weitem nicht das Energiepotential hat, wie die Gesamtheit des Organismus in Bewegung. Kennen Sie das Prinzip des Innenohrs und der Gleichgewichtsmechanismen? Unser Körper bekommt, sobald wir flach liegen, die Information vom Innenohr: „Schlafen".

Ausreichend Licht und Sauerstoff

„Sonne"

Wir alle lieben sie und wir brauchen sie. Melatonin, der Stoff, der uns wach macht. Positionieren Sie Ihren Arbeitsplatz in Richtung Sonne. Das positive Gefühl wird es Ihnen danken. Sie werden produktiver sein, Sie werden sich wohler fühlen! Wenn wir voll wach sind, können wir alle unsere geistigen Leistungspotentiale optimal ausschöpfen. In einem hellen Raum haben Sie nicht nur mehr Lust am Arbeiten, sondern Sie können sich auch viel besser konzentrieren. Sonnenlicht reguliert den Schlaf-Wach-Rhythmus und lässt uns geistig aktiv sein.

„Luft"

Haben Sie schon daran gedacht, das Fenster zu öffnen? Eine frische Brise wird Ihr Denken und Handeln beflügeln.

ÜBUNGSBLOCK 1

Übung 1

Optische Wahrnehmung – Entspannungsbild

Betrachten Sie das Bild und lassen Sie die aufkommenden Gefühle und Stimmungen zu:

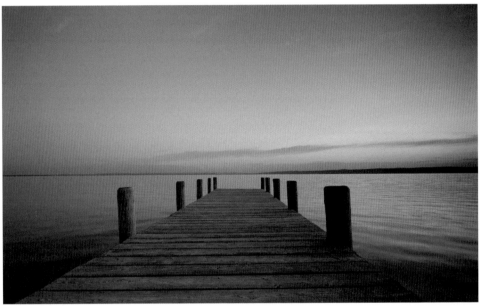

Gerhard Wanzenböck – Fotolia

Übung 2

Begriffesammlung

Was fällt Ihnen zu folgenden Themen ein?

Was kann man alles einschalten?

z. B. Ofen, Radio …

_____

_____

_____

_____

Übung 3

Chaos ordnen

Ordnen Sie folgende Begriffe zu Gruppen und geben Sie den jeweiligen Gruppen einen passenden Oberbegriff:

z. B. Fichte, Buche, Tanne, Erle   **Nadelbäume**   **Laubbäume**
                                        Fichte, Tanne   Buche, Erle

Ordnen Sie folgende Begriffe zu sinnvollen Gruppen:

blond, fröhlich, grimmig, hüpfen, braun, springen, laufen, heiter, brünett, gehen, rot, rennen, ausgelassen, schwarz, stampfen

_____   _____   _____

_____   _____   _____

_____   _____   _____

_____   _____   _____

Übung 4

Merkübung

Decken Sie die untere Hälfte ab.

Betrachten Sie die oberen Bilder – decken Sie die obere Hälfte ab und überlegen Sie, was sich geändert hat.

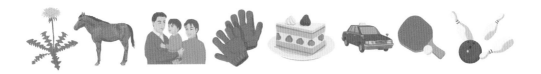

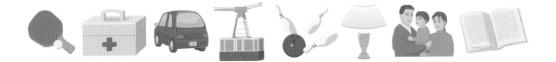

Übung 5

Konzentrationsübung – Spiegellesen

Versuchen Sie folgendes Gedicht von Eugen Roth zu lesen – dazu muss man die Buchstaben spiegeln.

Durch die Blume

Ein Mensch pflegt seines Zimmers Zierde,
ein Rosenstöckchen mit Begierde.
Gießt's täglich, ohne zu ermatten,
stellt's bald ins Licht, bald in den Schatten,
erfrischt ihm unentwegt die Erde,
vermischt mit nassem Obst der Pferde,
beschneidet sorgsam jeden Trieb –
doch schon ist hin was ihm so lieb.

Leicht ist hier die Moral zu fassen:
Man muss die Dinge wachsen lassen!

Übung 6

Wortfindung/Anagramm – Buchstabenfeld

Aus dem Buchstabenfeld sollen möglichst viele Wörter gebildet werden.

G	M	U	I
I	W	E	N
N	E	H	Z
M	R	N	O

Übung 7

Komplexe Wortspiele: Mehrfachbedeutung

Ein Wort kann mehrere Bedeutungen haben – finden Sie den gemeinsamen Begriff für die angegebenen Umschreibungen:

Beispiel: Einmal ist es ein Pferd, ein anderes Mal ein Pilzbefall.   R Schimmel

1. Einmal ist es ein Geldinstitut – ein anderes Mal eine Sitzgelegenheit.

   ➔ _____

2. Einmal ist es der Intellekt, ein anderes Mal ein übernatürliches Wesen.

   ➔ _____

3. Einmal ist es die Eheschließung, ein anderes Mal ein Kartenspiel.

   ➔ _____

4. Einmal ist es die Berufsausbildung, ein anderes Mal ein Teil der Wissenschaft.

   ➔ _____

5. Einmal ist es ein Stufengerät, ein anderes Mal der Chef.

   ➔ _____

6. Einmal ist es ein Verb, ein anderes Mal ein Possessivpronomen
   (besitzanzeigendes Fürwort).   ➔ _____

Übung 8

Wortfindung – Buchstabengerüst

Es ist ein Buchstabengerüst gegeben, das nur aus dem Anfangs- und Endbuchstaben eines Wortes besteht. Versuchen Sie, durch das Hinzufügen weiterer Buchstaben sinnvolle Wörter zu finden.

Beispiel: Z ... T: Zeit, Zukunft, Zunft

Versuchen Sie folgende Buchstabengerüste auszufüllen

A ... E:

Amme, _____

_____

_____

R ... N:

Regen, _____

_____

_____

Die Lösungen finden Sie auf Seite 112.

Konzentration

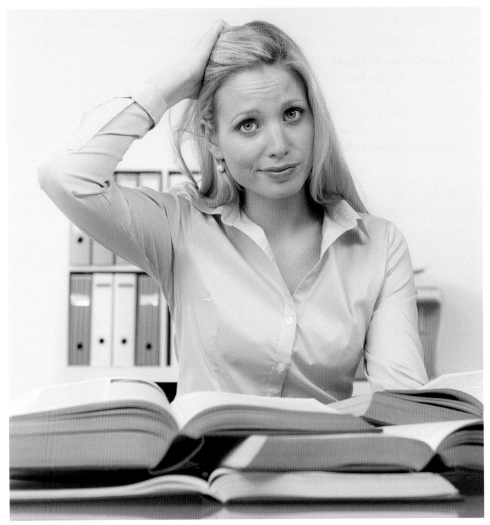

Picture-Factory – Fotolia

>> Lerne Konzentration und wende Sie in jeder Weise an.
So verlierst du nichts.
Wer das Ganze hat, hat auch die Teile. ((

Narendaranath Datta

Jetzt widmen wir uns dem Thema Konzentration. Sie sind motiviert, Sie haben Zielsetzungen, stehen aber vor dem Problem, sich nicht konzentrieren zu können. Hier die Antwort: Blenden Sie alle äußeren Einflüsse aus und nehmen Sie sich Zeit für sich selbst. Sie werden sehen, in der Ruhe liegt die Kraft. Sie werden erkennen, dass es zielführend ist, sich auf wesentliche Inhalte zu fokussieren. Was ist Ihnen wirklich wichtig? Sind es die Anrufe, sind es die ständigen Gespräche mit Mitmenschen, oder lieben Sie Ihr Handy? Nehmen Sie sich Zeit, seien Sie sie selbst und konzentrieren Sie sich auf das, was Sie wirklich wollen. Stellen Sie jetzt die Überlegung an, was Konzentration für Sie bedeutet? Täglich werden wir mit einer Flut von Informationen überhäuft und unser Gehirn sondiert nach Wertigkeiten. Sicherlich wollen Sie jetzt wissen, wie Sie es schaffen, diese Flut an Informationen bewältigen zu können. Kleiner Tipp: Lesen Sie weiter.

Kommt Ihnen folgende Situation bekannt vor: Sie kommen nach einem langen, anstrengenden Tag nach Hause und sehen sich kurz danach die Nachrichten im Fernsehen an. Als Sie später gefragt werden, welche Neuigkeiten es gegeben hätte und wie das Wetter wird, müssen Sie zugeben, dass Sie sich nur mehr an wenige Ausschnitte erinnern können. Wir alle kennen solche oder ähnliche Situationen. Diese haben jedoch nichts mit einem schlechten Gedächtnis zu tun, wie viele Betroffene fälschlicherweise annehmen, sondern mit mangelnder Konzentration.

Während Sie vor dem Fernsehapparat saßen, waren Sie vielleicht mit Ihren Gedanken noch bei der Arbeit. Jedenfalls waren Sie nicht mit Ihrer vollen Konzentration bei den Nachrichten. Dieses Unkonzentriertsein ist schuld daran, dass Sie sich nicht an die Nachrichten erinnern konnten – nicht ein schlechtes Gedächtnis.

Viele sehen niedrige Konzentrationsfähigkeit als Schwäche, mit der sie schwer klarkommen. Sie nehmen ablenkende Gedanken als gegeben hin, gegen die man nichts tun kann. Aber dies ist nicht so! Eine gute Konzentration lässt sich trainieren. Mit einfachen Aufgaben, wo Sie die ganze Aufmerksamkeit brauchen, steigern Sie Ihre Konzentrationsfähigkeit. Wenn unser Gehirn mit einer offensichtlich sehr einfachen Übung voll beschäftigt ist, hat es keine Zeit und keinen Platz für ablenkende Gedanken. Dann sind Sie ganz bei der Aufgabe und trainieren Ihr Konzentrationsvermögen, welches sich durch das Training erhöht.

Beim Konzentrieren fassen Sie Ihr Interesse, Ihre Aufmerksamkeit und Ihre Gedanken zusammen. Außerdem richten Sie dabei Ihre Gedanken auf einen bestimmten Mittelpunkt, ein Zentrum aus – Sie fokussieren. Bei völliger Konzentration kommen keine Gedanken, dass man aufmerksamer und noch konzentrierter sein sollte. Dann sind Sie vollkommen bei der Sache. Aber im Alltag sind Sie einer Fülle von Informationsreizen ausgeliefert. Wen wundert es dann, wenn man mit einigen Gedanken abgelenkt wird.

Seien es Routinehandlungen, die man unachtsam erledigt, oder ein unbequemer Stuhl, auf dem man sitzt, oder Geräusche aus dem Nebenraum – und schon ist man nicht mehr konzentriert. Konzentration ist vergleichbar mit einem Lichtstrahl, der gebündelt wird und der eine kleine Fläche sehr intensiv beleuchtet. Dadurch verbleibt jedoch die Umgebung im Dunkeln.

Übung

Konzentrieren Sie sich 1 Minute auf das schwarze Quadrat.

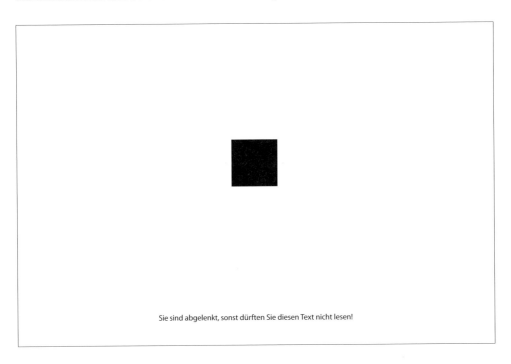

Sie sind abgelenkt, sonst dürften Sie diesen Text nicht lesen!

Ist jemand konzentriert bei einer Sache, so blendet er tatsächlich andere Dinge aus. Diese werden nicht wahrgenommen. Das lässt sich an folgendem Beispiel verdeutlichen: Wahrscheinlich können Sie nicht genau beschreiben, wie das Zifferblatt Ihrer Uhr aussieht. Denn wenn Sie nach der Zeit sehen, konzentrieren Sie sich nur auf die Zeiger der Uhr und blenden den Rest der Uhr aus. Oder wenn Sie eine Euro-Münze aus Ihrer Geldbörse holen, konzentrieren Sie sich lediglich auf die Merkmale dieser Münze, dass Sie diese mit anderen Münzen nicht verwechseln können. Alle anderen Details sind unwichtig und werden ignoriert. Dies zeigt, dass unsere Konzentration selektiv arbeitet, also etwas ganz Bestimmtes erfasst und anderes außer Acht lässt.

Allein die Konzentration auf einen Punkt zu richten, reicht allerdings nicht aus. Nicht zu vergessen ist die Zeit! Es muss auch dieser Faktor berücksichtigt werden, denn meist ist es notwendig, sich für längere Zeit auf eine bestimmte Sache zu konzentrieren. Eine gute Konzentrationsfähigkeit ist die Grundvoraussetzung für ein gutes Gedächtnis, denn nur Informationen, die Sie mit vollster Aufmerksamkeit aufnehmen, haben eine Chance, ins Gedächtnis zu gelangen.

Faktoren für eine gute Konzentration

Persönliche Konzentrationsphasen

Morgenmenschen sind sofort nach dem Frühstück fit und können sich schon früh optimal konzentrieren, andere erst im Laufe des späteren Vormittags. Dafür hat der Abendmensch später nochmals eine Hochphase und kann bis kurz vor Mitternacht konzentriert arbeiten. Dieser individuelle Tagesrhythmus ist bei jedem Menschen ziemlich konstant, vorausgesetzt, er hat einen einigermaßen regelmäßigen Tagesablauf. Im Laufe des Tages haben Sie mehrere Phasen, in denen Sie sich optimal konzentrieren können. Sollten Sie diese Zeiten nicht kennen, beobachten Sie sich selbst und finden Sie Ihre Konzentrationshochs heraus. Diese Aktivitätsphasen können Sie ausnützen, indem Sie schwierige Aufgaben, die Ihre völlige Konzentration erfordern, in dieser Zeit erledigen.

Welcher Typ sind Sie?

Dauer der Konzentrationsfähigkeit

Es gibt Menschen, die können sich zwei Stunden ohne Unterbrechung konzentrieren und brauchen dann eine längere Pause, bevor sie weiterarbeiten können. Andere hingegen benötigen alle 30 Minuten eine kurze Pause, damit die Konzentration aufrechterhalten bleibt. Erforschen Sie Ihre durchschnittliche Konzentrationsdauer, indem Sie

a) auf die Uhr sehen, wenn Sie mit der Arbeit beginnen, und

b) auf die Uhr schauen, wenn Sie müde werden und Ihre Konzentration nachlässt.

Teilen Sie Ihre Arbeit dementsprechend ein. Das Arbeiten über die Konzentrationsfähigkeit hinaus ist nämlich nicht nur sehr mühsam, sondern gleichzeitig auch noch ineffektiv. Letztendlich sind Sie dann auch für Fehler anfällig.

Konzentration schwankt von Start bis Ende einer Phase

Angenommen, Sie haben drei Arbeiten zu erledigen, die Sie unterschiedlich gerne mögen:

Die Arbeit **A** mögen Sie sehr gerne, Ihre Konzentration stellt sich hier von alleine ein.

B liegt Ihnen mittelmäßig, Ihre Konzentration ist dabei nicht so stark wie bei A.

Die Arbeit **C** mögen Sie überhaupt nicht. In welcher Reihenfolge würden Sie diese Aufgaben erfüllen?

Richtig ist die Reihenfolge **B – C – A.**

Zu Beginn brauchen Sie eine Aufwärmphase, da Ihre Konzentration noch nicht in Topform ist. In dieser Zeit erledigen Sie die Arbeit B, da Sie dafür mittlere Konzentration benötigen. Nun sind Sie warmgelaufen und Ihre Konzentration ist auf dem Höhepunkt, und jetzt bearbeiten Sie C, da Sie dafür die maximale Konzentrationskraft benötigen. Am Ende, wenn Ihre Konzentration wieder absinkt, beschäftigen Sie sich mit A, das Sie sehr gerne mögen. Dabei werden Sie sich auch nicht anstrengen müssen, weil Sie mit Ihrer Konzentration noch dabeibleiben können. Es ist selbsterklärend, dass die Überschreitung diverser Konzentrationszeiten unproduktiv ist. Sollte das der Fall sein, legen Sie eine Pause ein.

Konzentrationsschwierigkeiten

Zerstreutheit

Sicherlich kennen Sie das Phänomen, dass Sie eine Tätigkeit ausüben möchten und an was anderes denken. Was passiert? Das primäre Ziel geht verloren und das naheliegende erledigen Sie. Sie wollen die Zeitschrift aus dem Wohnzimmer holen. Unterwegs fällt Ihr Blick auf die ungeöffnete Post. Sie öffnen diese und vergessen, dass Sie eigentlich im Wohnzimmer die Zeitschrift holen wollten …

Ablenkung

Lassen Sie sich gerne ablenken? Sie können sich z. B. auf ein Gespräch nicht völlig konzentrieren, weil Ihnen ständig andere Gedanken durch den Kopf gehen. Nehmen Sie sich jetzt 5 Minuten Zeit, schließen Sie die Augen und denken Sie darüber nach, wie leicht oder auch nicht Sie sich ablenken lassen.

Unruhe

Es ist schwierig für Sie, Ihre Konzentration 10 bis 15 Minuten an einem Stück aufrecht zu erhalten? Sie stehen alle 15 Minuten auf, um etwas anderes zu erledigen? Sie sind nicht alleine! Studien beweisen, dass Sie einer von 80% der Angestellten sind, die von diesem Problem betroffen sind. Wenn Sie dieses Buch intensiv gelesen haben, wird auch diese Problematik keine mehr für Sie darstellen.

Reizüberlastung

Das Handy, mein Freund oder mein Feind! In der heutigen mobilisierten Zeit sind wir doch alle in gewisser Weise ständig erreichbar. Wie geht es uns damit? Wünschen wir uns nicht die „guten alten Zeiten" zurück. Ständig erreichbar zu sein, heißt auch, nie abschalten und sich auf das Wesentliche konzentrieren zu können. Nehmen Sie sich die Zeit, einmal nicht erreichbar zu sein. Geben Sie Monophobie keine Chance!

Es ist auch nicht Ihr Problem, wenn Ihre KollegInnen Ihre Problematiken im Büro von sich geben. Richten Sie Ihren Blickwinkel auf Ihre Tätigkeiten und lassen Sie sich nicht ablenken.

Besonders Menschen in Büros mit mehreren KollegInnen sind betroffen, dabei effizient und effektiv zu arbeiten. Hier ballen sich die Reize in Form von Geräuschen, Gesprächen und allgemeiner Unruhe durch ständiges Kommen und Gehen von Personen. Nicht immer ist es möglich, externe Störungen zu beseitigen. Wer kann schon in ein ruhiges Einzelbüro umziehen? Häufig kann man den Ablenkungen so ausweichen, dass man die wichtigen Arbeiten in die ruhigsten Zeiten legt.

Arbeitsüberlastung/Überforderung

Es ist ein Zeichen der Zeit, immer mehr leisten zu müssen, ohne die entsprechende Honorierung in welcher Form auch immer zu bekommen. Ich zeige Ihnen jetzt Wege auf, dieses allgegenwärtige Problem zu lösen. Es ist vorrangig, essentiell zu seinen eigenen Stärken zu stehen, egal welche Vorgaben an Sie herangetragen werden. Bleiben Sie sich treu in allen Ihren Tätigkeiten und allem was Sie tun. Die heutige Zeit birgt ein extremes Maß an Produktivität. Lassen wir uns darauf ein oder versuchen wir doch, unsere Persönlichkeit zu leben. Keiner von uns ist fehlerfrei; stehen wir also zu unseren Schwächen, denn sie machen uns stärker und erfolgreicher! Die heutige Gesellschaft erwartet von uns, Höchstleistungen zu bringen. Sind wir bereit, diese zu erfüllen? Setzen Sie sich Maxime, und setzen Sie Ihre Vorhaben in Ihrem Sinne um. Es macht keinen Sinn, sich selbst unter Druck zu setzen, denn Fehlerhaftigkeit ist vorprogrammiert.

Körperliches Unwohlsein

Sie waren gestern aus? Haben vielleicht über die Stränge geschlagen? Wie geht es Ihnen heute? Fragestellung: „Wie schaffe ich es, den Tag zu bewältigen?" Manchmal macht es Sinn, sich ein bisschen zurückzuziehen, nicht zu viel nachzudenken und ganz einfach den Tag passieren zu lassen. Versuchen Sie nicht, Höchstleistungen in einem Stadium der „Fast-Lethargie" erzielen. Selbsterklärend spielt eine entsprechende gesunde Ernährung und körperliche Betätigung eine entscheidende Rolle für Ihren persönlichen Erfolg.

Psychisches Unwohlsein

Wir sind alle diversen emotionalen und psychischen Extremsituationen ausgesetzt. Diese zu bewältigen, ist kein leichtes Unterfangen. Suchen Sie sich Leute Ihres Vertrauens, mit denen Sie über Ihre Problematiken reden können. Sie können gewiss sein, dass Ihre Mitmenschen ein Gespür dafür haben, wie es Ihnen geht.

Monotonie, Langeweile, Unterforderung

Kennen Sie das Gefühl, nicht beachtet zu werden, unterfordert zu sein, und dass eine Monotonie in Ihren (Arbeits)leben eintritt? Welche Gegenstrategien würden Sie für sich

als effizient ansehen? Sehen Sie die Möglichkeit, durch Ihre Aktivität aus diesem Schlamassel herauszukommen, oder ist die Situation so verfahren, dass es Zeit ist für eine Veränderung? Fühlen Sie sich in der Lage, noch mehr Energie zu investieren? Wenn ja, dann tun Sie was, agieren Sie und werden Sie aktiv.

Tipps für eine gute Konzentration

- Beobachten Sie sich selbst, wann Ihre Hochphase ist
- Achten Sie dabei auf Ihren Biorhythmus
- Schaffen Sie äußere und innerliche Ruhe
- Formulieren Sie klar und SMART Ihre Ziele
- Wecken Sie Ihr Interesse zur Sache
- Fangen Sie an!
- Entwickeln Sie Ausdauer und Gelassenheit
- Bleiben Sie geistig flexibel
- Legen Sie alle 30–60 Minute eine Pause ein
- Bauen Sie Bewegung in den Alltag ein
- Achten Sie auf abwechslungsreiche Ernährung
- Probieren Sie Entspannungstechniken aus
- Sorgen Sie für guten und ausreichenden Schlaf

ÜBUNGSBLOCK 2

Übung 1

Optische Täuschung

Haben folgende Innenkreise den gleichen Durchmesser?

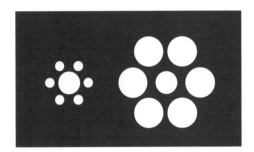 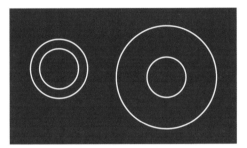

Übung 2

Wie Pech und Schwefel

Manche Wortpaare sind im Sprachgebrauch zu einer stehenden Verbindung geworden.

z. B.   Hund und _____ ➔ Hund und Katz

Ergänzen Sie folgende Wortpaare:

Pauken und _____

_____ und nagelfest

_____ und stichfest

recht und _____

schlecht und _____

_____ und verkauft

kreuz und _____

_____ und Klang

klipp und _____

angst und _____

_____ und einfach

schlicht und _____

verflixt und _____

_____ und teuer

Übung 3

Ober- und Unterbegriffe

Zu den gegebenen Begriffen wird jeweils ein Ober- und Unterbegriff gesucht:

z. B.

Oberbegriff ➜ | Pflanze

| Blume

Unterbegriff ➜ | Rose

Münze	Kette	Finger

Tomaten	Katze	Tisch

Übung 4

Anagramm – Buchstabensalat

Hier sind die Buchstaben von Mädchen- und Bubennamen durcheinander geraten. Um welche Namen handelt es sich?

RALTWADU	
ELEDA	
BITTIGER	
RADETOHO	
FLOWNAGG	
ABSEHTEIL	
NAVIEROK	
DRANFINDE	
ERKULI	
RADGREH	

Übung 5

Rätselquiz – Technik

1. Wozu dient ein Generator?

2. Was macht man mit einem Abakus?

3. Unter welchen Vorraussetzungen kann Strom fließen?

4. Welches Gerät trennt Stoffgemische durch Schleudern?

5. Welche Funktion hat ein Blitzableiter?

Übung 6

Brückenwörter

Versuchen Sie, jeweils ein Wort als „Brücke" zwischen den beiden Wörtern zu finden. Es sollen zwei sinnvolle Wörter entstehen, wobei das Brückenwort zu beiden gegebenen Wörtern passen muss.

Beispiel:

Rätsel	HEFT	Seite

Horn		Farbe
Hand		Nehmer
Wasser		Recht
Tau		Bericht
Haar		Öhr
Dienst		Gang
Sonnen		Strauß
Dach		Lehne

Übung 7

Wortumbildungen/Wortneubildungen „WORT IM WORT"

Mit den Buchstaben des vorgegebenen Wortes sollen möglichst viele neue Wörter gebildet werden. Die Reihenfolge der Buchstaben darf verändert werden.

MEISTER

z. B. MEIST, Ei, _____

_____

_____

Die Lösungen finden Sie auf Seite 114.

Wie funktioniert unser Gedächtnis?

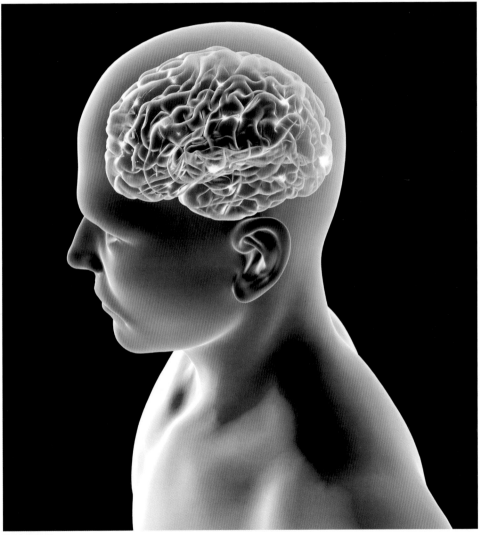

Naeblys – Fotolia

Das Gedächtnis hat so viele Schubladen,
dass man überlegen muss, wo was zu suchen ist.

Erhard Blanck

Das menschliche Gehirn von oben betrachtet können Sie sich vorstellen wie zwei gleich aussehende, in sich gewundene Hälften. In der Mitte sind die „linke und rechte Hemisphäre" durch das Corpus callosum – einen Nervenfaserstrang – miteinander verbunden.

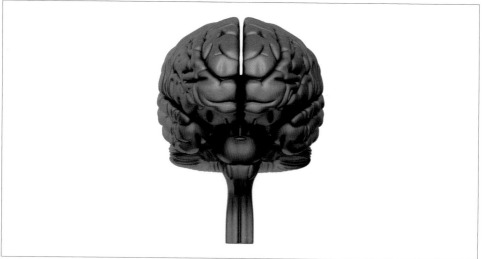

decade3d – Fotolia

Linke Gehirnhälfte	Rechte Gehirnhälfte
Kontrolle der rechten Körperhälfte	Kontrolle der linken Körperhälfte
Analytisches Denken	Bildhaftes Denken
Logik	Bauchgefühl
Verstand	Gefühle, Emotionen
Vernunft	Instinkt, Intuition
Erfassung von Einzelheiten	Erfassung von Zusammenhängen
Sprachstruktur	Sprachmelodie
Zahlen	Kreativität
Fakten	Musik
Daten	Kunst
Zeitempfinden	Raumempfinden

Quelle: www.hbechter.at/Mentaltraining/das_3teilige_hirn.htm

Jede der beiden Hirnhemisphären lässt sich trainieren. Nur wenn die linke und rechte Hirnhälfte optimal zusammenarbeiten, kann das gesamte Potenzial der Hirnleistung ausgeschöpft werden. Das Gedächtnis arbeitet wie ein Informations-Verarbeitungs-Modell, das auf einem Reiz-Reaktions-Ablauf beruht. Das heißt, das Gehirn empfängt über die Sinnesorgane Reize aus der Umwelt. Sind diese stark genug, werden sie aufgenommen und gespeichert. Durch einen zweiten Reiz wird diese Erinnerung wieder abgerufen. Dieser Prozess läuft normalerweise unbewusst ab. Nutzen Sie doch das Wissen über die Funktionsweise, um das Gedächtnis bewusst zu steuern und die phantastische Leistung unseres Gehirns zu erfahren.

Schutzfunktion „Filter" – der Wächter

Da pro Sekunde rund 10.000 Informationseinheiten in Form von Gedanken und Sinneseindrücken auf uns einströmen, ist im menschlichen Gehirn ein Mechanismus vorhanden, welcher Informationen filtert. Neue Informationen gelangen zunächst in den sensorischen Speicher. Hier entscheiden Sie unbewusst, ob der Reiz wichtig ist und weiterverarbeitet wird oder nicht. Möchten Sie, dass Ihr Gehirn explodiert? Jetzt werden Sie verstehen, warum unser Gehirn so weit entwickelt ist, um wesentliche Informationen zu filtern. Deshalb kann der sensorische Speicher auch als **primärer Filter** bezeichnet werden, der unsere grauen Zellen vor Überlastung schützt. Jeder Mensch wählt automatisch und individuell aus, welche Eindrücke weiterverarbeitet werden und welche unwichtig sind und ausgeblendet werden. Diese

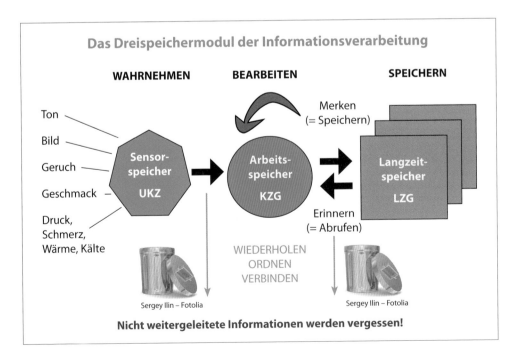

Das Dreispeichermodul der Informationsverarbeitung

WAHRNEHMEN   BEARBEITEN   SPEICHERN

Ton
Bild
Geruch
Geschmack
Druck, Schmerz, Wärme, Kälte

Sensorspeicher UKZ

Arbeitsspeicher KZG

Langzeitspeicher LZG

Merken (= Speichern)

Erinnern (= Abrufen)

WIEDERHOLEN ORDNEN VERBINDEN

Sergey Ilin – Fotolia   Sergey Ilin – Fotolia

Nicht weitergeleitete Informationen werden vergessen!

werden dann nicht mehr weiterverarbeitet, sondern „übersehen", „überhört" oder „nicht gemerkt". Mangelndes Interesse oder störende Zusatzinformationen lassen die Erstinformation ohne Speicherung spurlos versickern. Eine Information durchläuft daher mehrere Stufen bzw. Prozesse, ehe sie im Gedächtnis fest verankert ist und wieder abgerufen werden kann.

Wir verfügen über das sogenannte Ultrakurzzeitgedächtnis, in welches wir ankommende Informationen aufnehmen. Interessant ist hierbei, dass genau an diesem Punkt entschieden wird, was uns wichtig ist oder nicht. Haben wir uns entschlossen, dass eine Information es wert ist, sie weiterzuleiten, gelangt sie in unser Kurzzeitgedächtnis, vergleichbar mit einer Zwischenablage. Für uns nicht essentielle Informationen landen im „Mistkübel". Der Freund des Kurzzeitgedächtnisses ist, wie allgemein bekannt, das Langzeitgedächtnis. Die beiden bilden ein ineinander übergreifendes informationsverarbeitendes System. Indem wir die Informationen immer wieder merken (= speichern) und erinnern (= abrufen), manifestieren sie sich im Langzeitspeicher.

Anhand folgender Bilder lassen sich diese Vorgänge noch einmal verdeutlichen:

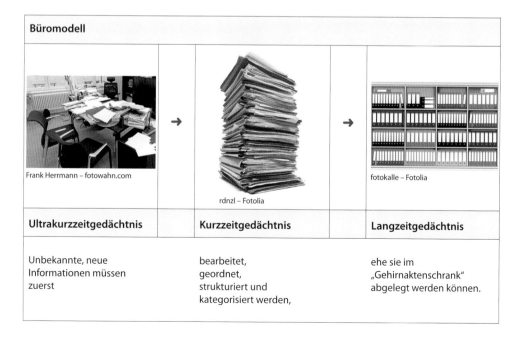

Büromodell		
Frank Herrmann – fotowahn.com	rdnzl – Fotolia	fotokalle – Fotolia
Ultrakurzzeitgedächtnis	**Kurzzeitgedächtnis**	**Langzeitgedächtnis**
Unbekannte, neue Informationen müssen zuerst	bearbeitet, geordnet, strukturiert und kategorisiert werden,	ehe sie im „Gehirnaktenschrank" abgelegt werden können.

Funktionen unseres Gehirns

Prim. Assoc. Prof. PD Dr. Stefan Oberndorfer

Das Gedächtnis gehört zu den wesentlichen Funktionen unseres Gehirns und stellt die Basis für verschiedenste Bereiche unserer höheren geistigen Leistungen dar. Unter Gedächtnis versteht man im Allgemeinen die Fähigkeit, verschiedenste Informationen aufzunehmen, zu speichern und ggf. wieder abrufen zu können.

Die einzelnen Gedächtnisfunktionen sind je nach Inhalt in verschiedenen Bereichen des Gehirns lokalisiert bzw. an spezifische anatomische Strukturen geknüpft. Der frontale und präfrontale Cortex (Frontalhirn) ist jener Bereich, in dem vor allem Informationen des Arbeitsgedächtnisses gespeichert werden. Das Arbeitsgedächtnis ist eine Art Zwischenspeicher für Informationen, die bei Bedarf weiterverarbeitet werden können. Im inferiolateralen Temporallappen (Schläfenlappen) werden vor allem „semantische" Inhalte gespeichert, wie Worte und Wissen. Auch im Kleinhirn sind Gedächtnisfunktionen verankert, wie zum Beispiel das prozedurale Gedächtnis, wo sowohl motorische als auch kognitive Fertigkeiten abgerufen werden können (zum Beispiel Fahrrad fahren, handwerkliche Fähigkeiten). Komplexere Inhalte, wie Erlebnisse, werden als episodisches Gedächtnis bezeichnet. Die hierbei benötigten Gehirnstrukturen befinden sich im Temporallappen (Schläfenlappen), in Teilen der Stammganglien (Thalamuskerne, Mamillar-Körperchen, Fornix) und ebenfalls im präfrontalen Cortex (Frontalhirn).

Die unterschiedlichen Gedächtnisinhalte werden in verschiedenen Bereichen der Hirnrinde abgespeichert, stehen jedoch mit dem sogenannten „limbischen Netzwerk" (Hippocampus, Amygdala enterorhinaler Cortex) in Verbindung und werden über dieses System in bewusst abrufbare Erfahrungen/Erinnerungen umgewandelt.

Wichtige Gedächtnisfunktionen:

Episodische Gedächtnisfunktionen sind vor allem für unseren Alltag von wesentlicher Bedeutung. Es geht hier vor allem um das Reproduzieren von episodischen Ereignissen aus dem Alltag, wie zum Beispiel die Erinnerung an das Frühstück von heute, Gespräche von gestern oder einen gesehenen Kinofilm vor einer Woche.

Das **semantische Gedächtnis** konzentriert sich vor allem auf Wörter, Zusammenhänge, einfache Regeln oder Konzepte. Beispiele hierfür sind der Name des österreichischen Bundeskanzlers, ein großer Fluss in Europa, der in das Schwarze Meer mündet, etc.

Das **Arbeitsgedächtnis** ist ein wesentlicher Zwischenspeicher für Informationen, die in mögliche weitere Folgeaktionen einfließen. Ein Beispiel wäre das Speichern einer Telefonnummer, die bis zum Erreichen des Telefons behalten werden soll. Diese Informationen können Sekunden bis Minuten bzw. je nach Lokalisation sogar jahrelang gespeichert werden.

Das **prozedurale Gedächtnis** speichert vor allem motorische Automatismen, wie das Gehen, Fahrrad fahren, Tennis spielen, handwerkliche Fähigkeiten etc. Auch diese Gedächtnisinhalte können kurz- bis längerfristig gespeichert werden. Neben dem Kleinhirn sind hier auch die Basalganglien sowie supplementär motorische Areale im Frontallappen beteiligt.

Zu den molekularen Grundlagen des Gedächtnisses zählt die Kommunikation der Nervenzellen (Neuronen) bzw. deren Synapsen untereinander mit Hilfe von Neurotransmittern (z. B. Glutamat). Die Effektivität bzw. Stabilität von Gedächtnisinhalten steigt vor allem bei wiederholter Nutzung der neuronalen bzw. synaptischen Verbindungen. Das heißt, je öfter bestimmte Inhalte wiederholt werden, desto mehr neuronale Verbindungen werden aktiviert, was eine Verbesserung der Gedächtnisfunktion zur Folge hat. Bei längerfristigen, immer wiederkehrenden Wiederholungen werden nicht nur vermehrt Neurotransmitter freigesetzt und Übertragungswege „gestärkt", sondern es kommt zusätzlich zur Aktivierung spezifischer Gene, deren Produkte (Proteine) auch zu morphologischen und funktionellen Veränderungen der neuronalen Netzwerke führen. Vor allem letztgenannte Veränderungen sind auch Grundlage für die dauerhafte Speicherung von Informationen. Eine wesentliche Rolle hierbei spielt der Hippocampus.

In der Neurorehabilitation kommt, aus den oben genannten Gründen, der Gedächtnisfunktion eine wesentliche Bedeutung zu. Die wiederholte Aktivierung und das Training unterschiedlicher Gehirnregionen im Zusammenspiel mit unterschiedlichen Gedächtnisfunktionen ist ein Schlüssel in der neurologischen Funktionsverbesserung.

ÜBUNGSBLOCK 3

Übung 1

Optische Wahrnehmung – Bildausschnitt

Was könnte auf diesem Bild dargestellt sein?

Lassen Sie Ihrer Phantasie freien Lauf.

Sie sehen hier nur einen ganz kleinen Ausschnitt. Aber vielleicht erzählt Ihnen das Bild sogar eine ganze Geschichte.

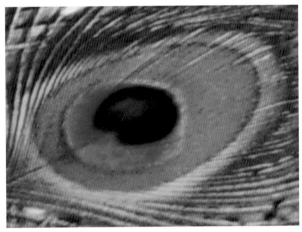

Christian Maurer – Fotolia

Übung 2

Sprichwörter

Wie lautet der zweite Teil der folgenden Sprichwörter?

Lügen _____

Erst die Arbeit _____

Morgenstund' _____

Wer rastet _____

Trautes Heim _____

Auge um Auge _____

Wie die Made _____

Den Braten _____

Honig _____

Geteiltes Leid _____

Wie lautet der erste Teil der folgenden Sprichwörter?

_____ kein Preis.

_____ an die Wand malen.

_____ soll nicht mit Steinen werfen.

_____ wie leicht bricht das.

_____ wird Sturm ernten.

_____ macht Wangen rot.

_____ fängt man Mäuse.

_____ in Butter.

_____ gern haben.

_____ ist keinmal.

Übung 3

Ordnungsübung: Ober- und Unterbegriffe

Zu den gegebenen Begriffen wird:

1. jeweils ein Oberbegriff und

2. mindestens zwei weitere Unterbegriffe (Beispiele) gesucht.

z. B.

gegebener Begriff	Oberbegriff	weitere Beispiele (Unterbegriffe)
Wien	Stadt	Salzburg, Linz, Graz, …

gegebener Begriff	Oberbegriff	weitere Beispiele (Unterbegriffe)
Broccoli		
Frankreich		
Klavier		
Wasser		
Hund		
Bügeleisen		

Übung 4

Konzentrations- und Merkübung

Verkehrt herum …

Nachfolgend finden Sie Wörter korrekt geschrieben. Lesen Sie sich jedes Wort einzeln durch. Dann decken Sie das Wort ab und schreiben es aus dem Gedächtnis verkehrt herum auf.

Beispiel: Gedächtnis = Sinthcädeg

Ja _____   Adresse _____

Sau _____   Auto _____

Dose _____   Bluse _____

Teppich _____   Rucksack _____

Fahrkarte _____   Cowboy _____

Schläger _____   Dinosaurier _____

Übung 5

Konzentrationsübung

Konzentrieren Sie sich auf folgende Symbole.
Immer wenn 3 gleiche Zeichen vorkommen, die in einem rechten Winkel angeordnet sind, wie
die markierten Zeichen in der linken Ecke, verbinden Sie diese.

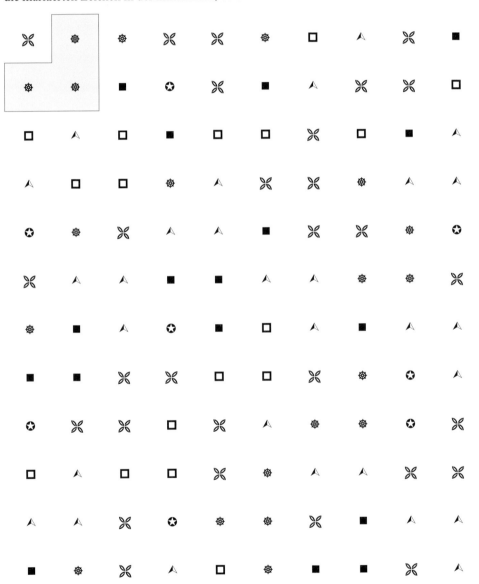

Übung 6

Wortfindung – Buchstabengerüst

Es ist ein Buchstabengerüst gegeben, das nur aus dem Anfangs- und Endbuchstaben eines Wortes besteht. Versuchen Sie, durch das Hinzufügen weiterer Buchstaben sinnvolle Wörter zu finden.

Beispiel: Z ... T: Zeit, Zukunft, Zunft

Versuchen Sie folgende Buchstabengerüste auszufüllen.

L ... N:

Lernen, _____

_____

_____

Die Lösungen finden Sie auf Seite 115.

Wahrnehmen – Ultrakurzzeitgedächtnis

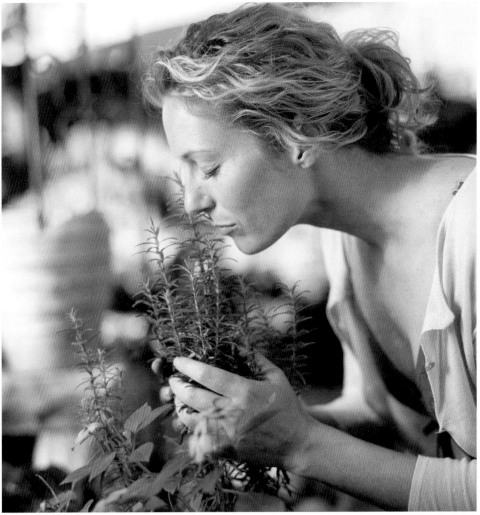

George Doyle – Stockbyte

> Nichts ist im Verstand, was nicht zuvor
> in der Wahrnehmung wäre.

Thomas von Aquin

Ich bin mir sicher, Sie sind sich Ihrer fünf Sinnesorgane bewusst. Und? Welche wären?

Die ankommenden Informationen werden von

| Auge | Ohr | Nase | Mund | Haut | aufgenommen.

Wie Sie der obigen Grafik entnehmen können, haben wir die Fähigkeit, für ca. 20 Sekunden Informationen als elektrischen Reiz kurzfristig zu speichern, bevor wir sie entweder verwerfen, soll heißen, in den „Mistkübel" verfrachten, oder in unser Kurzzeitgedächtnis transferieren. Um es wissenschaftlich zu titulieren, ist hier die Rede von einem Ionenstrom. Einer der stärksten Reize, die uns Menschen vergönnt ist, ist welcher: Und? Erkannt? Natürlich der Sexualreiz. Die Weiterverarbeitung von neuen Eindrücken hängt von der Reizintensität ab. Nur starke Reize wecken Interesse und Aufmerksamkeit.

Infos ohne „Chance" sind

- nicht genug attraktiv,
- unbedeutend,
- uninteressant,
- unauffällig,
- werden nur unbewusst wahrgenommen,
- haben wenig Bezug zu Bekanntem.

Diese Informationen werden in kürzester Zeit von anderen, neuen Reizen überlagert und verlöschen spurlos. Weiters ist an dieser Stelle zu erwähnen, dass unser gesamtes Handeln und Tun sehr stark von Emotionen geprägt sind. Speziell Werbeagenturen nutzen unsere Emotionen, um Marketing und Vertrieb da-

hingehen zu gestalten, möglichst effizient Produkte an den Mann/die Frau zu bringen.

Kleiner Tipp am Rande: Versuchen Sie, während Sie einen Werbespot sehen, zwischen den Zeilen zu lesen bzw. zu schauen. Sie werden erkennen, wie viele versteckte Informationen Ihnen bewusst werden, um Sie zum Kauf eines Produktes zu motivieren.

Auch beim Bummeln durch die Stadt werden Sie nur jene Kleidungsstücke in Schaufenstern registrieren, die Ihnen besonders gut gefallen bzw. besonders auffällig sind. Unser Gehirn beginnt ganz automatisch, während der Informationsaufnahme neue Informationen zu ordnen. Das heißt, wenn Sie eine neue Erfahrung machen, dann gelangt diese nicht vollständig und mit allen Details, wie ein Foto oder Film, in Ihr Gedächtnis. Eindrücke leuchten vielmehr wie Glanzlichter heraus und werden gewissermaßen als Schlüssel für die weiteren Informationen genutzt. Solche Schlüsselinformationen stellen den Start einer Verkettung jeweils weiterer und komplexerer Informationen dar. Da unser Gehirn stark assoziativ Informationen verarbeitet, werden dadurch das Denken gefördert und Erinnerungsprozesse effizienter. Genau diese Schlüsselwörter fördern das assoziative Denken.

Wie trainieren Sie nun Ihr Ultrakurzzeitgedächtnis?

Unsere Denkfähigkeit hängt eng mit der Wahrnehmung zusammen. Je besser wir Informationen aufnehmen, umso mehr Aktivität herrscht im Gehirn. Grundsätzlich ist es als erwiesen anzusehen, dass der sensorische Speicher nicht trainierbar ist. Nutzen Sie Ihre fünf Sinne, um Ihre Umwelt intensiver wahrzunehmen. Sowohl durch intensive Beobachtung als auch konzentriertes Zuhören können Sie die Verarbeitung von Informationen fördern.

Denn je genauer und intensiver die Wahrnehmung ist, desto präziser kann die Information bearbeitet und abgespeichert werden. Folglich kann diese später wieder leichter abgerufen werden. Das ist vergleichbar mit einem Foto: Bei einer guten, scharfen Aufnahme können Sie Jahre später noch deutlicher das Bild erkennen und sich an das Ereignis erinnern als bei einem unscharfen, verschwommenen Foto. Nur wenn Sie genau beobachten, sind Sie in der Lage, später wieder eine deutliche Erinnerung zu reproduzieren.

Akustische Wahrnehmung – das Hören

Wer sich in eine intensive Kommunikation mit seinem Umfeld begibt, wird sich bewusst werden, welche Vorteile sich in der Interaktion ergeben werden. Ebenso dient das Training der akustischen Wahrnehmung der Achtsamkeit vor Gefahren. Sie können diese schneller und besser identifizieren und natürlich auch früher auf diese reagieren (z. B. im Straßenverkehr).

Übung

Schließen Sie Ihre Augen und beginnen Sie, Ihre engste Umgebung nur akustisch wahrzunehmen. Konzentrieren Sie sich kurz nach dem Aufstehen ausschließlich auf die Geräusche oder hören Sie auch einmal in die Stille am Morgen hinein; es ist fast immer etwas zu hören. Oder drehen Sie Ihr Radio sehr leise, dass Sie gesprochene Worte gerade noch hören können.

Visuelle Wahrnehmung – das Sehen

Je präziser die Umgebung wahrgenommen wird, desto größer ist die Wahrscheinlichkeit, dass Sie sich Informationen besser merken. Wenn Sie eine fremde Strecke fahren, werden Sie mit größter Aufmerksamkeit sämtliche Anhaltspunkte suchen und Ihre Umgebung genau wahrnehmen, um anschließend wieder zurückzufinden. Oder wenn Sie auf einem großen Parkplatz Ihr Auto wiederfinden sollen, so merken Sie sich die Abfolge an Detailinformationen, um so Ihr Auto wiederzufinden. Wenn Sie ein Ihnen bekanntes Bild sehen, werden Ihre grauen Zellen nur für kurze Zeit aktiv, da bereits sämtliche Informationen in Ihrem Gehirn abgespeichert sind und nur mehr aufgerufen werden.

Übung

Achten Sie genau auf Einzelheiten, selbst in Ihrer gewohnten Umgebung. Betrachten Sie bekannte Gegenstände, selbst Ihre Familienmitglieder und Freunde, einmal genau. Ebenso können Sie die Wahrnehmung trainieren, indem Sie Texte auf den Kopf stellen bzw. spiegeln und diese lesen. So hat Ihr Gehirn mehr zu tun; es bekommt keine Langeweile und wird gleichzeitig trainiert.

Olfaktorische Wahrnehmung – das Riechen

Beginnt der Genuss von Essen nicht schon bei der Wahrnehmung sämtlicher Gerüche? Und das Zusammenspiel von Geruch und Geschmack macht doch das Speisen erst so richtig zu einem Vergnügen. Die Geschmacksknospen auf der Zunge bieten nur vier Unterscheidungsmöglichkeiten, die Nase hingegen hat eine viel höhere Bandbreite. Auch hier darf nicht vergessen werden, dass gerade das Identifizieren aufgrund des Geruchs lebensrettend sein kann, wie etwa bei der Wahrnehmung von Rauch oder giftigen Gasen. Außerdem kann man über den Geruch die Genießbarkeit von Nahrungsmitteln vorweg schon abklären.

Gustatorische Wahrnehmung – das Schmecken

Schon ein Sprichwort drückt dies aus: „Etwas auf der Zunge zergehen lassen". Denn schon bei der Zubereitung von Speisen ist ein guter Geschmackssinn von Vorteil. Wie sehr dieser trainierbar ist, zeigen uns sämtliche Spitzenköche oder Weinexperten, deren Geschmacksknospen exakt ausgeprägt sind. Außerdem stellen Sie natürlich die Genießbarkeit von Lebensmitteln fest.

Übung

Trauen Sie sich auch einmal, neue Geschmacksrichtungen zu verkosten, oder schließen Sie einfach die Augen beim Essen und versuchen Sie, sämtliche Zutaten zu finden. Dazu sollten Sie sich die Zeit nehmen!

Taktile Wahrnehmung – das Tasten

Kennen Sie das auch, dass Sie schon Mal im Dunkeln vor Ihrer Tür gestanden sind und den Schlüssel in der Tasche finden wollten? Viele solcher Handlungen laufen automatisch ab und erfordern ein genaues Tastempfinden. Aber auch technische Geräte werden mit immer kleiner werdenden Tasten versehen, oder das Hantieren mit kleinen Gegenständen bedarf der Wahrnehmung schwacher Berührungsreize. Erst wenn andere Sinne ausfallen, wie bei Erblindung, erkennen Sie, wie gut dieser Sinn trainierbar ist.

Übung

Benennen Sie sämtliche Gegenstände in Ihrer Tasche oder bedienen Sie Ihre Fernbedienung ohne Hinsehen.

Lernen mit allen Sinnen

Wenn wir etwas lernen wollen oder müssen, nehmen wir zunächst mal den Lernstoff so auf, wie er dargeboten wird. Wir lesen ein Sachbuch oder hören einen Vortrag oder eine CD. Dabei nutzen wir nur eine Modalität der Wahrnehmung: das Lesen bzw. das Zuhören. Vorteilhafter ist es, mehrere Sinne zu nutzen. Mit den Augen und den Ohren zu lernen, erleichtert und verbessert das Behalten. Noch höher wird der Lernerfolg, wenn wir aktiv mit dem Lernstoff umgehen: wenn wir darüber schreiben, diskutieren oder einen Vortrag ausarbeiten. Lernen ist nicht nur mühsames Wiederholen. Wirkungsvoller ist die aktive Auseinandersetzung mit dem Stoff auf unterschiedliche Art und Weise.

ÜBUNGSBLOCK 4

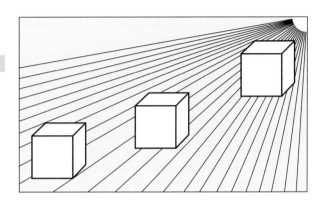

Übung 1

Optische Täuschung

Sind die drei Würfel
gleich groß?

Übung 2

Sprichwörtliche Redensarten mit Tieren

Ergänzen Sie die Tiernamen in nachfolgenden Redensarten und Sprichwörtern.
Welche Bedeutung und Aussage haben diese Redensarten?

Die _____ aus dem Sack lassen.

Die _____ ins Trockene bringen.

Eine _____ macht noch keinen Sommer.

Kräht der _____ auf dem Mist, ändert sich das Wetter, oder es bleibt wie es ist.

Er setzt ihr einen _____ ins Ohr.

_____ nach Athen tragen.

Mit jemand ein _____ rupfen.

Mit einer Person _____ und _____ spielen.

Augen wie ein _____ haben.

Fleißig wie eine _____ sein.

Zwei _____ mit einer Klappe schlagen.

Man soll nicht mit Kanonen auf _____ schießen.

Die Letzten beißen die _____.

Jemanden für einen _____ im Schafspelz halten.

Übung 3

Ausreißer

Welcher Begriff passt nicht dazu? – Streichen Sie den Ausreißer und versuchen Sie zu klären, was ihn zum Ausreißer macht!

z. B.

Gurke	Zucchini	Stangensellerie	Tomaten	Lauch

➜ Tomaten passen nicht dazu, denn die Tomaten sind kein grünes Gemüse.

1.

Ahorn	Eiche	Kiefer	Linde	Birke

➜ _____

2.

Susanne	Martin	Isabella	Anita	Maria

➜ _____

3.

Johann Strauß	Josef Haydn	Franz Schubert	Ludwig van Beethoven	Johann Sebastian Bach

➜ _____

4.

Maria Theresia	Franz Josef I.	Josef II.	Wilhelm I.	Rudolf I.

➜ _____

Übung 4

Konzentrationsübung Doppelbuchstaben

Finden Sie die doppelten Buchstaben und streichen Sie diese durch.

Beispiel: HG PT ~~DD~~ SO MT EV ~~H~~ EX PS JH AZ ~~TT~~

BC QP ZA DV TD HR CC HS LO DD EM LV FK BN PP

LM PT TR CX EE LK XX IJ DH RR VR SD DU CH KK ZU

BR ST TT PB MW EH VW WW HY LO QV BS UV GZ VV

VB AS TH ZH SR SS LL OP MR KA FF PZ DD HX RT EF

Übung 5

Anagrammvariation – Wörtervergleich

Vergleichen Sie die Wörter mit dem jeweils gegebenen Vergleichswort. Streichen Sie die Wörter aus, die nicht aus den Buchstaben des Vergleichswortes gebildet werden können.

Folgendes Vergleichswort ist gegeben:

WOHNZIMMER

~~immer~~ hier   Eimer   Zier   ihre

Reiz

Meer   Ohne   mein   meiner   Winzer

Übung 6

Wortspiele

In jeder Zeile soll nur ein Buchstabe getauscht werden. Damit Sie mit jedem sinnvollen Wort näher an das letzte Wort kommen. Womit wird KENNEN zu RASTEN?

K	E	N	N	E	N
R	A	S	T	E	N

Die Lösungen finden Sie auf Seite 118.

Übung 7

Richtiges Sehen

Versuchen Sie die einzelnen Länder in der
Karte zu finden und
eventuell auch zu benennen.

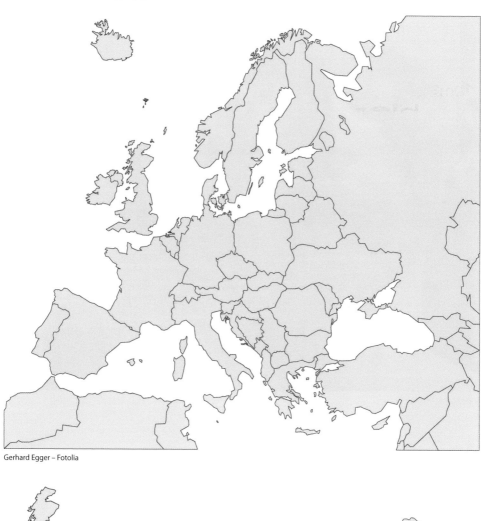

Gerhard Egger – Fotolia

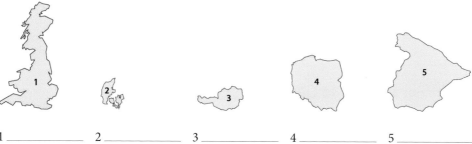

1 _____ 2 _____ 3 _____ 4 _____ 5 _____

Enkodieren – Kurzzeitgedächtnis

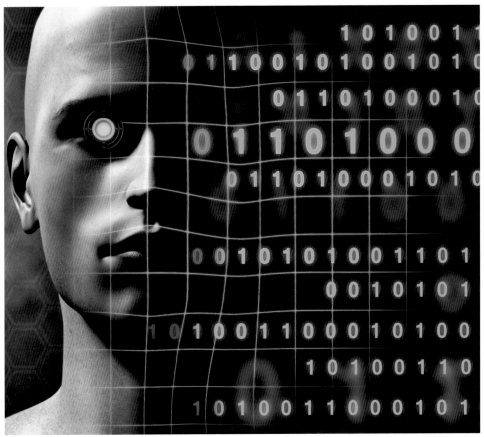

Andrea Danti – Fotolia

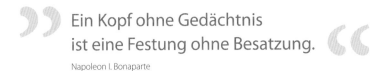

Ein Kopf ohne Gedächtnis
ist eine Festung ohne Besatzung.

Napoleon I. Bonaparte

In den nächsten Speicher, das Kurzzeitgedächtnis, gelangen nur solche Informationen, die interessanter und attraktiver als die anderen sind, welche für Sie wichtig erscheinen oder wonach Sie gesucht haben – eben jene neuen Informationen, welche Sie bewusst wahrgenommen haben. Hier werden Informationen solange behalten, bis sie weiter verarbeitet, mit vorhandenem Wissen verknüpft, geordnet und strukturiert werden. So erst können neue Informationen in das Langzeitgedächtnis gelangen. Außerdem behält unser Gehirn Dinge nur über einen begrenzten Zeitraum. Diese Spanne erstreckt sich von ca. 20 Sekunden bei der sofortigen Speicherung und endet bei ca. 20 Minuten.

Die Verweildauer von Informationen ist kurz

Um Ihnen zu veranschaulichen, wie kurz die Verweildauer von Informationen in unserem Kurzzeitgedächtnis wirklich ist, nehmen Sie bitte Ihr Handy zur Hand. Suchen Sie sich drei Ihnen bekannte Personen und die damit verbundenen Telefonnummern aus Ihrem Telefonspeicher. Jetzt kommt die Herausforderung! Merken Sie sich diese drei Nummern innerhalb einer Minute. Gehen Sie nun für ca. fünf Minuten einer anderen Tätigkeit nach. Versuchen Sie anschließend die gemerkten drei Telefonnummern in gelernter Reihenfolge zu wählen. Sie werden sehen, das Ganze stellt sich nicht als so einfach dar, wie geglaubt. Ihr Gehirn ist so konstruiert, dass es möglichst effizient arbeitet, um Platz für neue Informationen zu schaffen.

Das Kurzzeitgedächtnis ist sehr störanfällig

Nur wenn Sie sich auf eine Sache genau konzentrieren, kann diese Information in Ihr Kurzzeitgedächtnis eindringen. Sobald Sie aber abgelenkt werden, ist die Wahrscheinlichkeit sehr groß, dass Sie die ursprüngliche Information vergessen.

Das bekannteste Beispiel dafür ist:
Sie gehen zuhause in einen anderen Raum, um etwas zu holen, und wissen dort plötzlich nicht mehr, was sie ursprünglich wollten. Dies hängt nicht damit zusammen, dass Sie ein schlechtes Gedächtnis haben, sondern vielmehr, dass Sie sich durch andere Sachen ablenken ließen. Am Weg in das Zimmer denken Sie schon an andere Sachen und belasten Ihr Gedächtnis nicht mit dem ursprünglichen Vorhaben. Dort angelangt,

KZG
ab 20 Sek. bis ca. 20 Min.

LZG
ab 20 Min. bis lebenslang

kein bewusster Zugang, da ins Unbewusste abgesunken

Sergey Ilin – Fotolia

können Sie aber die Information nicht mehr abrufen.

Gedächtnis mit begrenzter Speicherkapazität

Wenn Sie mehrere Tätigkeiten gleichzeitig tun und sich dabei beispielsweise auf ein Gespräch konzentrieren wollen, werden Sie wahrscheinlich nicht alle Einzelheit behalten können.

Übung

Versuchen Sie sich folgende Striche in der richtigen Reihenfolge zu merken:

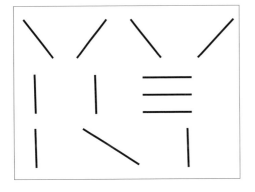

Übertragung von Informationen in den Langzeitspeicher

Konzentration

Wie schon im Kapitel „Konzentration" erwähnt, spielt diese bei der Überführung von Informationen in das Langzeitgedächtnis eine wesentliche Rolle. Erst durch die bewusste Wahrnehmung, präzise Aufmerksamkeit und gezielte Widmung der Information kann diese ideal verarbeitet werden.

Wiederholung

Erst wenn der neue Inhalt oft genug wiederholt wird (= memoriert), kann er ins Langzeitgedächtnis übergeführt werden, bis man ihn sich sicher eingeprägt hat. Durch Wiederholen bleiben Informationen gespeichert. Eine Telefonnummer, die Sie behalten möchten, können Sie einüben, indem Sie sie öfter wiederholen. Später werden Sie diese Nummer dann wahrscheinlich wählen können, ohne noch einmal nachzusehen. Leichter wird Ihnen die Nummer fallen, wenn Sie die Zahlenabfolge in Blöcke aufteilen und diese mit bekannten Zahlen verbinden.

Zusammenfassen, ordnen, systematisieren, strukturieren

Wenn Sie ähnliche Einzelinformationen in bestimmte Kategorien einordnen und mit **Oberbegriffen** zusammenfassen, können Sie mehr Einzelinformationen gleichzeitig im Kurzzeitgedächtnis behalten. Das erleichtert die Abspeicherung sowie die spätere Wiedergabe oder das Wiedererkennen der Informationen.

Übung

Welche Zahlen fehlen in der folgenden Darstellung?

1	2	3	4	5	6	7	8	9	10
11	12	13	14	15	16	17	18	19	20
21	22	23	24	25	26	27	28	29	30
31	32	33	34	35	36	37	38	39	40
41	42	43	44	45	46	47		49	50
51	52	53	54	55	56	57	58	59	60
61	62	63	64	65	66	67	68	69	70
71	72	73	74	75	76	77	78	79	80
81	82	83	84	85	86	87	88	89	90

Und welche Zahlen fehlen in dieser Abbildung?

1		34		13	25		3
29		8		21			
18					4		39
	26		11	17		9	28
23	7	33	2	35		14	
	12				6	20	
	40		19	31	38		36
30	5			16		10	
22		27			37		32

Sicher haben Sie jetzt bemerkt, was Ihnen diese Übung zeigen soll:

Die Zahlensuche wird Ihnen bei dem Chaos viel schwieriger gefallen sein als bei den geordneten Zahlen. Ebenfalls brauchten Sie bedeutend länger, um die Lösung zu finden. Genauso ergeht es uns auch mit unserem Gedächtnis. Wenn Sie neue Informationen ungeordnet abspeichern, fällt Ihnen das Wiederfinden umso schwieriger. Daher ist es von Vorteil, sich neue Inhalte „verdaulicher" vorzustrukturieren und zu ordnen. Wenn Sie z. B. Einkaufen gehen, bedeutet es eine Anstrengung für Ihr Gedächtnis, sich an alle benötigten Lebensmittel zu erinnern. Ordnen Sie jedoch die einzelnen Posten zu bestimmten Gruppen, wie Obst, Gemüse, Wurst, Milchprodukte, dann fällt es Ihnen leichter, sich daran zu erinnern.

Übung:

Ordnen Sie folgende Begriffe zu Gruppen und geben Sie den jeweiligen Gruppen einen passenden Oberbegriff, z. B. Obst.

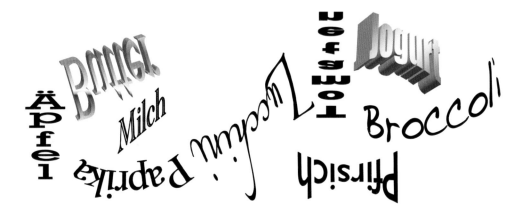

Übung

Können Sie sich noch an die Strichabfolge von Seite 58 erinnern?

Konnten Sie nicht alle Striche richtig wiedergeben, so brauchen Sie nicht beunruhigt sein, denn wie schon erwähnt, hat der Arbeitsspeicher nur eine begrenzte Kapazität.

Diese beträgt **7 +/– 2 Informationseinheiten.**

Dabei ist es unwichtig, wie umfangreich die einzelnen Einheiten sind, ob es sich also um 7 Buchstaben, 7 Wörter oder 7 Gruppen von Begriffen handelt. Das heißt, wenn man einzelne Sachverhalte zu Gruppen ordnen kann, dann benötigt man weniger Speicherplatz. Auch ganze Zusammenhänge (vernetztes Denken) können als ein Element gespeichert werden. Daher kann auch die bildliche Vorstellung sehr hilfreich sein – ein Bild enthält mehrere Informationen, die gemeinsam gemerkt werden können. Würden Sie die Striche von oben verbinden, erkennen Sie, dass diese das Wort „WIEN" ergeben. Indem Sie eine Verbindung geschaffen haben, konnten Sie die 12 Einzelinformationen in eine einzelne Gesamtinformation zusammenfügen. Diese kann das Gehirn schließlich mit Leichtigkeit behalten. Je besser man beim Lernen das Material den Bedingungen des Kurzzeitgedächtnisses anpasst, desto erfolgreicher ist man. – Auf dieser Erkenntnis beruhen alle Mnemotechniken (Merktechniken).

Elaboration (= vertieftes Verarbeiten)

Informationen werden mit bereits vorhandenem Wissen verbunden und somit erweitert. Sie werden an Bekanntes angeheftet. Das Bekannte ist der Anknüpfungspunkt, der „Haken", den das Gehirn braucht, um neue Information zu verankern. Wenn Sie sich an Dinge erinnern wollen, müssen Sie diese in Ihrer Phantasie mit bereits gespeicherten Informationen verknüpfen, das heißt, Sie müssen „assoziieren".

Imagination (= Vorstellung) und Assoziation (= Verbindung) sind dabei die wichtigsten Grundlagen bei verschiedenen Merktechniken.

Durch bildhafte Gedankenverbindungen wird die Merkleistung noch erhöht, da es hier neben der sprachlichen noch zu einer zweiten Verankerung im Gehirn kommt (= Visualisierung). **3 Säulen für ein gutes Gedächtnis:**

Imagination ➜ Assoziation ➜ Visualisierung

Motivation

Das Abspeichern neuer Information funktioniert am besten, wenn man weiß, warum und wozu man etwas lernt, wenn also der Sinn erkennbar bzw. der neue Inhalt von persönlicher Bedeutung ist. Bei allen Formen der Enkodierung (Abspeicherung) werden die eingehenden Sinnesreize nach Bedeutung organisiert und in bereits vorhandene Gedächtnisstrukturen eingeordnet. Je stärker Inhalte mit persönlichen Erfahrungen und Gefühlen vernetzt sind (oder werden), desto optimaler ist die Verarbeitung und Abspeicherung.

Chaos ordnen

Können Sie sich noch an das Chaos erinnern (Seite 54)? Versuchen Sie zuerst Ihre festgelegten Oberbegriffe abzurufen, anschließend die dazugehörigen Unterbegriffe.

ÜBUNGSBLOCK 5

Übung 1

Optische Wahrnehmung – Bildausschnitt

Was könnte auf diesem Bild dargestellt sein? Lassen Sie Ihrer Phantasie freien Lauf. Sie sehen hier nur einen ganz kleinen Ausschnitt. Aber vielleicht erzählt Ihnen das Bild sogar eine ganze Geschichte.

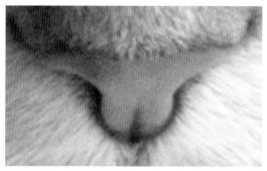

Michael Pettigrew – iStock/Thinkstock

Übung 2

Rätsel mit Sprichwörtern

Welche Sprichwörter sind mit der folgenden Umschreibung gemeint?

Wenn man dieses Gefühl erreichen möchte, sollte man gut kochen können.

Wer sagt die Wahrheit?

Je mehr man vergisst, umso mehr muss man laufen.

Unter bestimmten Umständen dienen lästige kleine Tiere als Nahrung.

Übung 3

Was gehört zusammen

Suchen Sie die zusammengehörigen Begriffe.

z. B. Schriftstellerinnen und ihre Werke

1	Hera Lind	a	Tod am Nil
2	Agatha Christie	b	Das Superweib

Lösungen: 1/b   2/a

Dichter und ihre Dramen

1	Gotthold E. Lessing	a	Schuld und Sühne
2	Hermann Hesse	b	Nathan der Weise
3	Heinrich Heine	c	Das Fräulein v. Scuderi
4	Johann W. Goethe	d	Der Steppenwolf
5	E.T.A. Hoffmann	e	Die Loreley
6	Fjodor Dostojewskij	f	Iphigenie auf Tauris

Lösungen: 1/__   2/__   3/__   4/__   5/__   6/__

Übung 4

Merkübung

Versuchen Sie sich die Anordnung der Kästchen zu merken – dann bitte abdecken und die Kästchen unten einzeichnen.

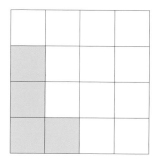 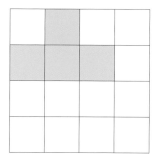 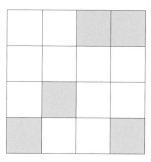

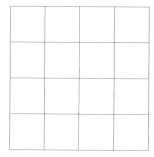 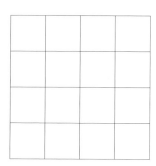

Übung 5

Schüttelanagramm – Buchstabenchaos

Speisekarte: Um die Speisen der Personen herauszufinden, müssen die Buchstaben der Namen in eine andere Reihenfolge gebracht werden!

Achtung: Es müssen alle Buchstaben verwendet werden!

z. B.

> **HEINZ CSRAPRITSEL**
> **PARISERSCHNITZEL**

SEPP NATTUMEO	RESI FECHSIL
TINA SPRUTSDEL	BERTA NENNET

Übung 6

Wortwörtlich

Ein umschriebener Begriff wird gesucht! Das gesuchte Wort ist immer ein zusammengesetztes Hauptwort und ist nur zu finden, wenn man die Umschreibungen wortwörtlich nimmt.

z. B.: kleine zweite Mutter = Stiefmütterchen

Raubtierkaugerät _____

Ort, auf dem eine Person steht _____

Kopfbedeckung aus Metall _____

Künstler einer kleinen Kirche _____

empfindsame Baumschönheit _____

kantiges Sportutensil _____

Übung 7

Wortfindung – Buchstabengerüst

Es ist ein Buchstabengerüst gegeben, das nur aus dem Anfangs- und Endbuchstaben eines Wortes besteht. Versuchen Sie, durch das Hinzufügen weiterer Buchstaben sinnvolle Wörter zu finden.

Beispiel: Z … T: Zeit, Zukunft, Zunft

R … N:

Regen, _____

_____

_____

Die Lösungen finden Sie auf Seite 119.

Dekodieren – Langzeitgedächtnis

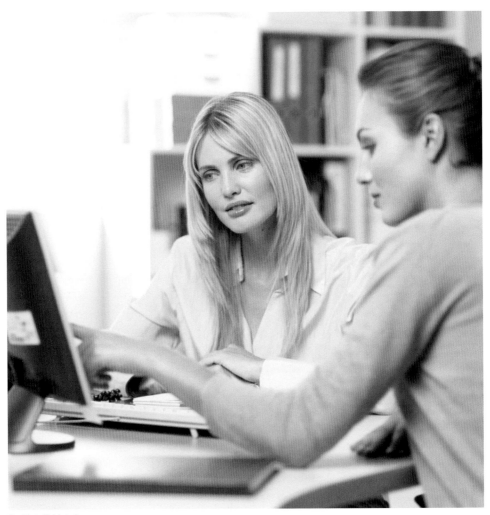

Stockbyte /Thinkstock

 Wer ein schlechtes Gedächtnis hat, wird nicht darum
herum kommen, seine Fehler zu wiederholen.

Aus Indien

Kurzzeitspeicher und Langzeitspeicher sind nicht als zwei getrennte Teile zu betrachten, sondern bilden ein ineinander greifendes informationsverarbeitendes System. Das Langzeitgedächtnis behält die Informationen zeitstabil und störresistent und wird zeitlebens in seiner Kapazität nicht annähernd genutzt.

Wenn Informationen ins Langzeitgedächtnis gelangen, finden im Gehirn chemische Veränderungen statt. Was einmal im Langzeitgedächtnis gespeichert ist, geht normalerweise nie mehr verloren. Dort sammelt sich jedoch im Lauf des Lebens eine Menge an: Wissenschaftler vermuten, dass ein Erwachsener über 500.000-mal so viele Informationen im Langzeitspeicher verfügt, wie in den größten Enzyklopädien enthalten sind. Von dieser enorm großen Informationsmenge können Sie aber auf Anhieb nur einen geringen Teil abrufen.

Dieser Teil, den wir ohne Schwierigkeiten wiederfinden können, wird aktives Wissen genannt. Dazu gehören solche Informationen, die wir öfters benötigen, mit denen wir aktiv arbeiten, und solche Informationen, die wir sehr intensiv (mit Herz und Verstand) gelernt haben. Passives Wissen ist dagegen solches Wissen, das Sie selten brauchen, wie z. B. eine Sprache, die Sie zwar irgendwann gelernt, aber seit mehreren Jahren nicht mehr verwendet haben.

Dieses Wissen ist allerdings nicht verloren, denn was einmal gelernt wurde, kann schnell wieder aufgefrischt werden. Der Aufwand dafür ist viel geringer als das Erlernen einer neuen Sprache.

Im Langzeitgedächtnis befindet sich der gesamte Erfahrungs- und Informationsschatz eines Menschen. Eine Information, die in das Langzeitgedächtnis gelangt, wird nicht wie ein Abbild der Wirklichkeit abgelegt, sondern davor mit einem oder mehreren Begriffen verschlüsselt und unter verschiedenen Merkmalen – sogenannten Schlüsselbegriffen – im Gedächtnis gespeichert.

Neue Informationen werden zusammengefasst und verdichtet. Auch eine Einzelinformation wird in unterschiedlichster Art und Weise geordnet und mit dem, was Sie bereits wissen, verknüpft.

Um die Erinnerung zu erleichtern, werden übergeordnete Schlüsselbegriffe gebildet. Wenn Sie z. B. einen Film im Kino gesehen haben, benötigen Sie nicht die gleiche Zeit, um einem Freund den Inhalt zu erzählen. Sie greifen vielmehr die wichtigen Höhepunkte heraus und beschränken sich auf das Wesentliche. Dabei verdichten Sie Informationen und greifen bestimmte Einzelheiten heraus, die in diesem Fall Ihre Schlüsselbilder oder -begriffe werden.

Auch die Pointe eines Witzes ist ein Beispiel für einen Schlüsselbegriff. Wenn Sie sich an jenes bestimmte Merkmal erinnern, fällt Ihnen auch wieder der dazugehörige Witz ein.

Akustische bzw. artikulatorische Schlüsselbegriffe werden nach formalen Kriterien wie Klang, Wortlänge und Anfangsbuchstaben gespeichert. Einen Namen können Sie sich z. B. durch den Klang seines Anfangsbuchstabens, durch die Silbenzahl, den Rhythmus und manchmal durch die Bedeutung merken. Weitere Schlüsselbegriffe beinhalten Informationen über die Art, den Ort und die Zeit der Einspeicherung der Informationen. Das gewünschte Lernmaterial wird nie allein im Gedächtnis eingeprägt, sondern auch die Umgebungsbedingungen. Dabei spricht man von **kontextabhängigen Lernvorgängen**. Diese Umstände, die den Lernvorgang begleiten, können aber durchaus als Schlüsselbegriffe dienen, um Informationen wieder abzurufen (z. B. von wem und wann man was gehört hat, ob im Radio, Fernsehen oder in der Zeitung. Namen können auch bestimmten Situationen zugeordnet werden, z. B. wo Sie die betreffende Person kennengelernt haben, wer noch dabei war und was Sie gerade taten).

Die einzelnen Schlüsselbegriffe sind vielfach im Gedächtnis vorhanden und miteinander und mit anderen Informationen zu einem komplizierten Netzwerk verknüpft. Informationen werden nie isoliert aufbewahrt, sondern immer im Zusammenhang mit anderen Inhalten. Je mehr Erfahrungen ein Mensch angesammelt hat, desto enger sind seine Assoziationen vernetzt, desto leichter fällt es ihm, Neues zu lernen.

Jedes dieser gespeicherten Merkmale kann zu einem Abrufsignal werden. Wenn es als Reiz auftritt, kann die Gesamtinformation abgerufen werden. So können z. B. bestimmte Düfte oder Melodien ein Erlebnis aus der Kindheit hervorrufen, das man schon längst vergessen glaubte. Jeder Mensch bildet seine eigenen, ganz individuellen Schlüsselbegriffe. Die Fähigkeit, für sich relevante Konstrukte zu bilden, ist von Mensch zu Mensch verschieden. Außerdem hängt sie vom Alter und von der jeweiligen Situation ab. Jemand, der schlecht Witze behalten kann, erinnert sich vielleicht sehr gut an Namen und Gesichter.

Organisation des Langzeitgedächtnisses

Unbewusstes Gedächtnis – implizit „wissen, WIE"

Prozedurales Gedächtnis

Dabei sind automatisierte Bewegungs- bzw. Handlungsabläufe, wie z. B. Rad fahren, Auto fahren, angesprochen.

Priming

Einfluss unbewusster Wahrnehmung, wie Werbung, oder flüchtig gelesene Worte.

Bewusstes Gedächtnis – explizit „wissen, DASS"

Wissensgedächtnis

Es ist zuständig für allgemeines Faktenwissen. Es basiert darauf, Worte und Vorstellungen zu verstehen, z. B. dass Europa ein Kontinent ist, dass 1.000 Meter 1 Kilometer sind etc.

Erfahrungsgedächtnis

Es speichert alle großen und kleinen Ereignisse und Erlebnisse, durch die Ihre persönliche Lebensgeschichte bestimmt ist. Es behält alles – angefangen von den Erinnerungen an Ihren ersten Schultag bis hin zu wichtigen Momenten in Ihrem Leben. Es weiß, wen Sie gestern unter welchen Umständen getroffen haben, was es heute bei Ihnen zum Mittagessen gab, was Sie sich für morgen oder nächste Woche vorgenommen haben. Das Erfahrungsgedächtnis sammelt alle Sinneseindrücke und Gefühle, die Ihr Leben bestimmen. Da es ständig wechselnde Eindrücke bewältigen muss, behält es nicht allzu viele Einzelheiten.

Demgegenüber werden Informationen im Wissensgedächtnis fester verankert. Im fortgeschrittenen Alter treten bei den meisten Menschen Gedächtnisprobleme vorrangig im Erfahrungsgedächtnis auf.

Übung

Testen Sie Ihr Wissensgedächtnis

- In welcher Himmelsrichtung geht die Sonne auf und in welcher unter?
- Wer war der erste österreichische Bundespräsident?
- Nennen Sie einen Bestandteil von Käse.
- Wie heißt der Film mit Clark Gable und Vivien Leigh in den Hauptrollen, der im amerikanischen Bürgerkrieg spielt?
- Wie viel Gramm hat ein Kilogramm?

Testen Sie Ihr Erfahrungsgedächtnis

- Wann haben Sie zuletzt auswärts gegessen und mit wem?
- Welche Termine stehen kommende Woche an?
- Wer hat Sie gestern angerufen, und was wollte sie oder er von Ihnen?

Was haben Sie festgestellt?

- Für welche Antworten haben Sie länger gebraucht – für die zum Faktenwissen oder für die zu Ihren persönlichen Erfahrungen?
- Bei welchen Fragen mussten Sie länger nachdenken?
- Welche Fragen haben Sie ganz automatisch beantwortet?

Informationen ins Gedächtnis zurückrufen

Informationen ins Gedächtnis zurückrufen durch:

Wiedererkennen

- Wiedererkennen bedeutet, dass die Information, um die es geht, mit bereits Bekanntem verglichen wird. Bestimmte Informationen in Ihrem Gedächtnis werden gesucht und bewusst reproduziert.

Sich wieder erinnern

- Um sich an eine gespeicherte Information wieder zu erinnern, ist es notwendig, das Gedächtnis aktiv nach dieser Information zu durchsuchen und diese bewusst zu reproduzieren.

Meistens erfolgt das Hervorrufen so schnell, dass der Vorgang ganz automatisch abzulaufen scheint. Nur wenn Sie Schwierigkeiten haben, sich an etwas zu erinnern, wird Ihnen klar, wie mühsam es ist, nach der gewünschten Information zu suchen.

Übung

Sich erinnern

1. Welches Gas entsteht bei der Photosynthese?

2. Wie heißt die Mehrzahl von Klima?

3. Wie heißt ein Getränk, das aus Kakaoschalen hergestellt wird?

Übung

Wiedererkennen

1. Wer erfand das Sandwich?

   a) Graf v. Sandwich

   b) arab. Koch

   c) engl. Kindermädchen

2. Was bedeutet das griechische Wort „Narkose"?

   a) Schlaf

   b) Traum

   c) Erstarrung

3. Was genau sind Widder?

   a) schafähnliche Rasse

   b) Schafböcke

   c) kastriertes Schaf

ÜBUNGSBLOCK 6

Übung 1

Optische Täuschung

Sind die beiden Linien gleich lang?

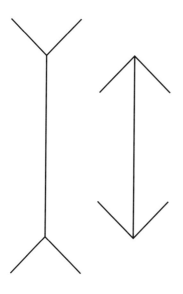

Übung 2

Sprichwörtermix

Welche zwei Sprichwörter werden in den folgenden Sätzen vermischt?

Hunger macht die Musik.

_____

_____

Wer zuletzt lacht, hat Gold im Mund.

_____

_____

Eigener Herd ist doppelte Freude.

_____

_____

Wie die Alten sungen, so schallt es wieder heraus.

_____

_____

Kleine Geschenke haben kurze Beine.

_____

_____

Übung 3

Ober- und Unterbegriffe

Zu den gegebenen Begriffen wird jeweils ein Ober- und Unterbegriff gesucht.

z. B.

Oberbegriff ➜

Pflanze
Blume

Unterbegriff ➜

Rose

Löffel

Wasser

Apfel

Hose

Auto

Laubbaum

Übung 4

Konzentrationsübung – Nahrung

Finden Sie die versteckten Wörter.

1.

SYXCVUZBINMÄÜVOLLKORNYAWSXDCFBGCHNMPÖÄYXCVBSDFG

2.

SXDCTBNÖZANDERYXCVZUJNMRTZUIOKLÖSDFGHJKLFGBHRTZUK

3.

SADFGHJKOPÖÄRDTRFZUTCGVUBNMPPÜÖRFTGZRTERDNUESSEEASDFG

4.

ASDsdfghj8uioplüö5676zujklTZUIOPLÖÄHIMbeeRENSDEFGH

Übung 5

Anagrammvariation – Wörtervergleich

Vergleichen Sie die untenstehenden Wörter mit dem jeweils gegebenen Vergleichswort
im Rahmen. Streichen Sie die Wörter aus, die nicht aus den Buchstaben des Vergleichswortes
gebildet werden können.

Folgendes Vergleichswort ist gegeben:

FRUEHLINGSBLUMEN

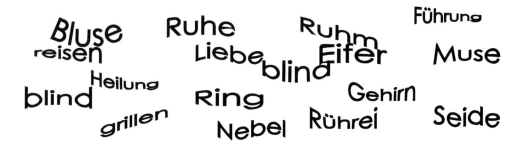

Übung 6

Logische Beziehungen

Übung zum logischen Einordnen.

z. B.

Wald	zu	Baum	wie	Wiese	zu	Gras

1.

	zu	verlieren	wie	erinnern	zu	vergessen

2.

hören	zu	Ohr	wie		zu	Mund

3.

Brokkoli	zu		wie	Lachs	zu	Fisch

4.

Nudeln	zu	kochen	wie		zu	grillen

5.

	zu	Essen	wie	Durst	zu	Wasser

Übung 7

Wortspiele – Zusammengesetzte Wörter

Gesucht werden zusammengesetzte Wörter, in denen ein Tier vorkommt.

Beispiel:

KUH	MILCH

			KAMPF	
	LEDER		WILD	
	SCHENKEL		WELLEN	
	KÄFIG		GOLD	
	AUGE		TAUSEND	
	HONIG		SCHILD	
	STALL		STINK	
	GESTÜT		LAUB	
	TRÄNEN		HAMMER	
	EIER		MARIEN	
	HAUFEN		KLAPPER	
	BRATEN		KANARIEN	
	SCHARTE		BART	
	TAGE		DREH	

Die Lösungen finden Sie auf Seite 120.

Warum vergessen wir?

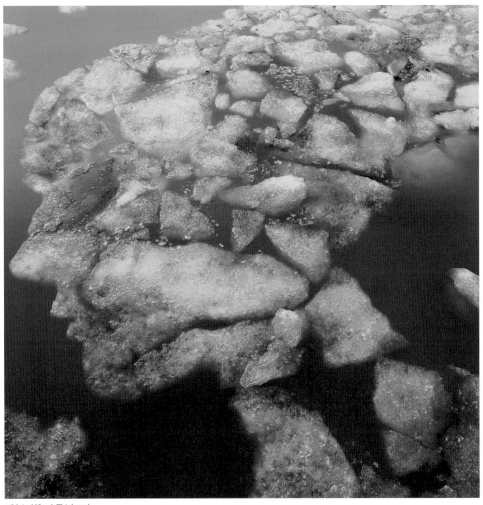

wildpixel/iStock/Thinkstock

Ich erinnere mich der Dinge, die ich vergessen will,
und vergesse die, dich ich nicht vergessen will.

Euripides

Wir zappen durch zig TV-Kanäle, wollen uns Telefon-, Geheimnummern und Internetadressen merken, organisieren Job, Familie und Freizeit parallel, wobei doch das Gehirn nur 7 (+/– 2) Informationen auf einmal aufnehmen kann. So führen die meisten Menschen einen täglichen Kampf gegen das Vergessen. Schlappmacher für unsere grauen Zellen sind Reizüberflutung, Angst, Schlaf- und Bewegungsmangel, einseitige Diäten, Nikotin und Alkohol. Wobei Stress der größte Faktor für Vergesslichkeit ist.

Die Erinnerung bricht zusammen

Sie können sich an etwas nicht erinnern, weil der Prozess „Aufnehmen, Behalten und ins Gedächtnis zurückrufen" irgendwo zusammengebrochen ist. So ist es ausgesprochen frustrierend und zermürbend, wenn Sie auf der Suche nach etwas Wichtigem, z. B. Unterlagen oder Rechnungen, welche tags zuvor mit der Post gekommen sind, das ganze Haus auf den Kopf stellen müssen. Dabei könnte Folgendes geschehen: Zunächst setzen Sie sich ruhig und entspannt hin und versuchen, sich zu erinnern, was Sie mit den Unterlagen getan haben, nachdem Sie sie aus dem Briefkasten genommen haben. Sie suchen überall dort, wo Sie sie am ehesten hingelegt haben könnten. Wenn Sie die für Sie wichtigen Unterlagen an diesen Stellen nicht finden, beginnen Sie sich zu ärgern, Ihr Körper verspannt sich – vielleicht spüren Sie, wie Ihr Herz schneller schlägt, Adrenalin schießt in Ihren Körper und verursacht die so ungeliebte Denkblo-

ckade. Sie kennen sicher aus eigener Erfahrung, dass es keinen Sinn macht, sich unter Druck an etwas erinnern zu wollen, wesentlich zielführender ist es, sich eine kurze Auszeit zu gönnen, Gelassenheit walten zu lassen, um sein Gedächtnis durchatmen zu lassen. In solchen Augenblicken, in denen Sie den Stress spüren, der durch Vergesslichkeit entstehen kann, beginnen Sie vielleicht, sich intensiver mit Ihrem Gedächtnis zu beschäftigen.

Drei Ursachen des Vergessens

Vergessen in der 1. Stufe

Sie haben die Information nicht genau genug aufgenommen und unbedeutende Reize werden in kürzester Zeit von neuen überlagert.

Vergessen in der 2. Stufe

Sie haben das, was Sie aufgenommen haben, nicht im Gedächtnis behalten, weil

- Ihre Kapazitäten ausgeschöpft sind
- neue Informationen vorhandene verdrängt haben (je größer die Ähnlichkeit des neuen Stoffes mit bereits Bekanntem ist, umso wahrscheinlicher ist die Vermischung bzw. Verwechslung zwischen ihnen beim Lernen bzw. Abrufen)
- Ihre Aufmerksamkeit nicht aufrechterhalten werden konnte
- Sie unter Druck lernen

Vergessen in der 3. Stufe

Die Information kann nicht aus Ihrem Gedächtnis zurückgerufen werden, weil die Schwierigkeit des „Wiederfindens" gegeben ist. Sie kennen das sicher „Es liegt Ihnen auf der Zunge". Ärger und die somit verbundene Ausschüttung von Adrenalin verhindern das Wiederfinden der abgespeicherten Inhalte. Mein Tipp: „Mut zum Fehler". Je gelassener Sie bleiben, desto schneller lässt sich die Information abrufen.

Ebenso misslingt das Abrufen, wenn die Adresse für den Abrufbefehl verloren gegangen ist. Auch verblassen bzw. verschwinden Gedächtnisspuren, wenn Inhalte nicht benutzt werden. Erlernen und Verlernen sind zusammengehörige Faktoren. Sie sind notwendig, damit Sie sich laufend anpassen und die ständig wandelnde Umwelt bewältigen können. Vergessen ist in den meisten Fällen ein „Verlernen" durch neue, aktuellere Inhalte. Verlernen ist also notwendig, um sich an neue Lebensumstände anzupassen. Hätten Sie ein „perfektes Gedächtnis", so könnten Sie kaum mit dem technischen Fortschritt mithalten, weil Sie neue Geräte – z. B. Ihr neues Handy – nicht bedienen könnten. Sie würden die Menüführung, die Anordnung der Tasten usw. Ihres ersten Mobiltelefons nie loswerden.

Wussten Sie eigentlich: Der durchschnittliche Mensch nutzt maximal 6 bis 8 % seiner geistigen Kapazitäten! Spätestens jetzt erkennen Sie, welches theoretische Potential in uns allen steckt.

Zerstreutheit

Der Mensch neigt dazu, sich durch äußere Einflüsse und Reize ablenken zu lassen, was dazu führt, weniger und neue Informationen aufnehmen zu können. Noch dazu kommt, dass die Zerstreutheit im Alter zunimmt.

Meist zeigt sie sich bei folgenden Gelegenheiten:

- Wenn Sie sich in vertrauter Umgebung befinden.

- Wenn Sie etwas, das wenig Aufmerksamkeit und Konzentration erfordert, gewohnheitsmäßig und automatisch erledigen.
- Wenn Sie abgelenkt oder mit etwas anderem beschäftigt sind.
- Wenn Sie nicht unter starkem Druck stehen.

Vergessen durch Überlagerung

Wenn später gebildete Ordnungssysteme früheren ähnlich sind, wird es möglicherweise schwierig für Sie, sich die richtigen Informationen wieder ins Gedächtnis zurückzurufen. Dies kann zum Beispiel passieren, wenn Sie nach einem Namen wie Rosemarie suchen und bei Annemarie hängen bleiben. Erinnerungen sind miteinander verknüpft und gehen oft ineinander über. Oder Sie können sich in Ihrer neuen Küche nicht merken, wo Sie bestimmte Dinge aufbewahren, weil das System der alten Küche noch die neue Anordnung überlagert.

Verzerrte Erinnerungen

Grundsätzlich sind Erinnerungen subjektiver Natur. Unbewusst verändern Sie Einzelheiten, damit das Ganze Ihren Wünschen besser entspricht. Derart selektives Erinnern kann man oft beobachten, wenn jemand an die „guten alten Zeiten" zurückdenkt.

Verdrängte Erinnerungen

Das menschliche Naturell gibt uns die Fähigkeit, uns vor unerfreulichen oder sogar beängstigenden Erinnerungen zu bewahren. Wir verfügen über Verdrängungsmechanismen, um unser Bewusstsein für Neues offen zu halten.

Drogen, Medikamente und Alkohol

Diese Verursacher können ebenso unsere Fähigkeiten des Einspeicherns bzw. Erinnerns beeinflussen. Wir sehen uns in der glücklichen Lage, auch nach jahrelangem Abusus von Drogen die notwendige Regenerationsfähigkeit unseres Gehirns innezuhaben.

Krankheit

Demenz

Diese krankhafte Störung des Gedächtnisses nimmt mit steigendem Alter zu. Die häufigste Form der Demenz ist Morbus Alzheimer. Aber auch andere Abbauprozesse im Gehirn (wie bei Parkinson, Gehirninfarkten und Stoffwechselstörungen) können zu krankhaften Gedächtnisstörungen führen.

Depression

Neben Demenz kann auch eine Depression Ursache für geistige Defizite sein. Im Gegensatz zur Demenz ist dieser Gedächtnisverlust reversibel. Unter Zuhilfenahme einer professionellen psychologischen Betreuung ist es möglich, die Gedächtnisleistung wieder zu steigern.

Dinge, welche uns im Gedächtnis bleiben

- **Informationen, die Sie mit Spaß und Freude eingespeichert haben (das Glückshormon Dopamin fördert)**
- Namen beliebter Familienmitglieder
- Eine wichtige und erwünschte Verabredung
- Gewandtheit im Lesen und Schreiben
- Geschichten, Verse oder Lieder, die man früher einmal gelernt hat
- Das eigene Geburtsdatum
- Miet- oder Hypothekenzahlungen

- Der wesentliche Inhalt eines interessanten Buches, Artikels oder einer beliebten Fernsehsendung
- Physische Fertigkeiten wie Fahrradfahren etc.
- Routinehandlungen und Gewohnheiten

Dinge, welche wir leicht vergessen

- **Informationen, die Sie unter Druck und Stress eingespeichert haben (das Stresshormon Adrenalin hemmt)**
- Wo bestimmte Sachen sich befinden
- Ereignisse, die nicht der gewohnten Routine entsprechen
- Inhalte, welche Sie für sich nicht als wichtig erachten
- Inhalte, welche an Ihrem mentalen Schutzwall abprallen
- Sachen, die Sie nicht gerne machen
- Namen
- Belanglose Dinge
- Langweilige Informationen
- Daten

Vergessenskurve nach Ebbinghaus

Wenn Sie sich mit Mühe neue Inhalte eingeprägt und so lange wiederholt haben, bis Sie es wirklich können, dann ist dieser Lernstoff leider trotzdem noch nicht endgültig in Ihrem Gedächtnis verankert. Ganz im Gegenteil: Wollen Sie das neu Gelernte nach ca. einer Stunde wieder abrufen, müssen Sie feststellen, dass im Durchschnitt etwa die Hälfte wieder vergessen wurde. Glücklicherweise flacht die Kurve dann ab, aber nicht mehr als etwa ein Fünftel bleibt tatsächlich im Gedächtnis. Dies ergaben die Ergebnisse des Forschers Hermann Ebbinghaus (1850–1909), Begründer der experimentellen Erforschung des Gedächtnisses und Entdecker der Lernkurve und Vergessenskurve.

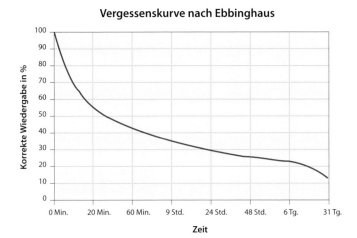

Vergessenskurve nach Ebbinghaus

Wie können Sie aber nun den immensen Vergessensverlust eines neuen Inhaltes stoppen?

Repetitio est mater studiorum!

Das Wiederholen ist die Mutter der Studien!

Cassiodor

Zu Beginn müssen Sie in Kauf nehmen, dass ein Teil des Gelernten verloren geht. Deshalb ist es notwendig, den neuen Stoff so bald wie möglich zu wiederholen. Daher sollte die erste Wiederholung bereits nach spätestens 60 Minuten stattfinden, wo noch fast die Hälfte des Lernstoffs verfügbar ist. Somit heben Sie den gesamten Stoff wieder auf ein fast 100%iges Niveau.

Zwar werden Sie wieder Teilinhalte vergessen, jedoch ist der Kurvenabfall nun nicht mehr so steil wie nach dem ersten Enkodieren. Sie können nun längere Zeit verstreichen lassen, um den Stoff nochmals zu wiederholen. Solche Wiederholungen sind notwendig, um möglichst viel vom Erlernten abrufbar zu haben.

Es ist wissenschaftlich erwiesen, dass temporäre Wiederholungseinheiten in Abständen von einer Stunde, einem Tag, einer Woche, einem Monat und einem Jahr sich als äußerst nützlich dargestellt haben, um das Erlernte im Langzeitspeicher zu behalten.

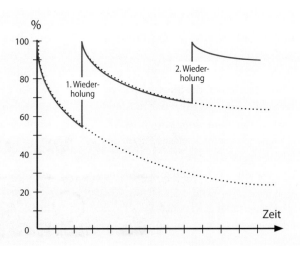

ÜBUNGSBLOCK 7

Übung 1

Optische Wahrnehmung – Original und Fälschung

Folgende Abbildungen zeigen einmal das Original, darunter die Fälschung.
Im 2. Bild wurden fünf „Fehler" eingebaut.

Original:

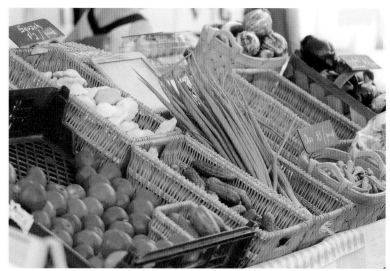

hempuli/iStockphto.com

Fälschung:

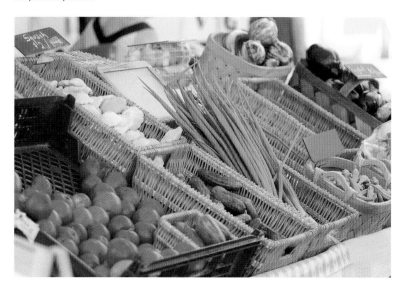

Übung 2

Gegensätze

Suchen Sie das Gegenteil der folgenden Worte.

z. B. gut ➜ | böse

z. B. Tag ➜ | Nacht

früh ➜

süß ➜

schwarz ➜

auf ➜

an ➜

Höhe ➜

Intelligenz ➜

Fröhlichkeit ➜

Gier ➜

Freund ➜

Übung 3

Was gehört zusammen

Suchen Sie die zusammengehörigen Begriffe. Zum jeweils 1. Begriff sollen die entsprechenden Antworten gefunden werden.

z. B. Berühmte Frauen:

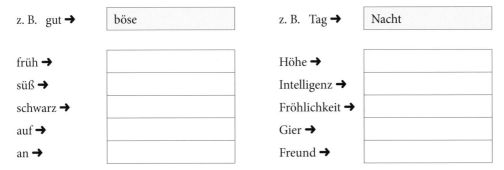

| 1. | von Suttner | a) | Berta | A) | Wissenschafterin |
| 2. | Curie | b) | Marie | B) | Friedensnobelpreisträgerin |

Lösungen: 1/a), B)   2/b), A)

Berühmte Frauen:

1.	Kennedy Onassis	a)	Coco	A)	Tänzerin
2.	Schneider	b)	Astrid	B)	Tennisspielerin
3.	Lindgren	c)	Anne-Sophie	C)	Jazzsängerin
4.	Witt	d)	Jacqueline	D)	Kinderbuchautorin
5.	Hari	e)	Stefanie	E)	Geigerin
6.	Chanel	f)	Ella	F)	Schauspielerin
7.	Graf	g)	Romy	G)	Modeschöpferin
8.	Fizgerald	h)	Katarina	H)	First Lady
9.	Mutter	i)	Mata	I)	Eiskunstläuferin

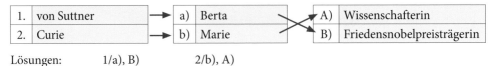

Lösungen: 1/___   2/___   3/___   4/___   5/___   6/___   7/___   8/___   9/___

Übung 4

Bilder merken

Versuchen Sie sich folgende Dinge gut einzuprägen, damit Sie dann dazu Fragen beantworten können.

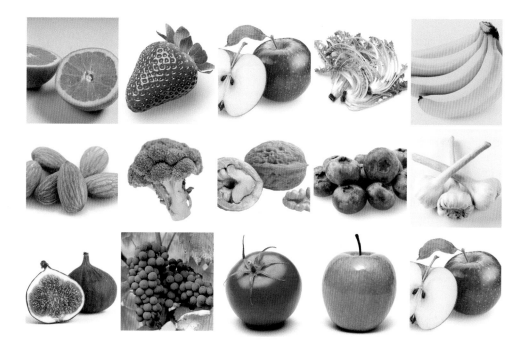

Decken Sie die Bilder ab und beantworten Sie folgende Fragen.

Nennen Sie den Oberbegriff, der zu allen gesehenen Dingen passt.

Welchen Kategorien können die Dinge zugeordnet werden?

Was ist öfter als einmal abgebildet? (Wie oft?)

Wie viele grüne Dinge sind abgebildet? Welche?

Wie viele rote Dinge sind abgebildet? Welche?

Wie viele gelbe/orange Dinge sind abgebildet? Welche?

Welche Dinge waren zu sehen (vielleicht wissen Sie auch die richtige Reihenfolge)?

Übung 5

Konzentrationsübung

Jede Ziffer von 1 bis 6 entspricht einem bestimmten Zeichen.

Bitte kontrollieren Sie, ob die Zeichen auch richtig zugeordnet wurden.
(Wenn Sie die Schwierigkeit steigern möchten, dann können Sie auch versuchen, sich die Zuordnungen zu merken – die Vergleichszeile abdecken!).

Bis zur 1. falschen Zuordnung sind die Lösungen eingezeichnet.

Richtige Zuordnungen:

1	2	3	4	5	6
V	*	X	©	O	Λ

Übungszeilen

2	6	5	1	3	4	2	3	6	1	4	6	3	6	2
*	Λ	O	V	X	@	*	O	@	V	©	Λ	X	*	Λ
✓	✓	✓	✓	✓	✗									

3	2	6	4	1	5	2	3	4	2	1	4	6	3	5
X	*	V	©	V	C	*	X	C	%	V	©	Λ	X	O

5	4	6	1	2	5	2	3	1	6	2	5	4	3	6
C	®	Λ	Λ	*	O	X	%	V	Λ	*	O	©	X	V

2	1	5	3	6	1	4	5	2	3	5	2	1	6	5
*	Λ	Q	X	Λ	V	©	O	@	Y	C	*	V	V	O

3	5	6	4	1	3	4	6	5	2	6	4	1	4	3
X	C	Λ	@	Y	X	®	V	O	*	Λ	©	V	C	X

Übung 6

Wortfindung – Wortfragmente

Es ist ein Buchstabengerüst gegeben, das nur aus dem Anfangs- und Endbuchstaben eines Wortes besteht. Versuchen Sie, durch das Hinzufügen weiterer Buchstaben, sinnvolle Wörter zu finden.

Beispiel: Z ... T: Zeit, Zukunft, Zunft

Versuchen Sie folgende Buchstabengerüste auszufüllen.

G ... G:

Gehsteig

Die Lösungen finden Sie auf Seite 122.

Entspannung und Bewegung

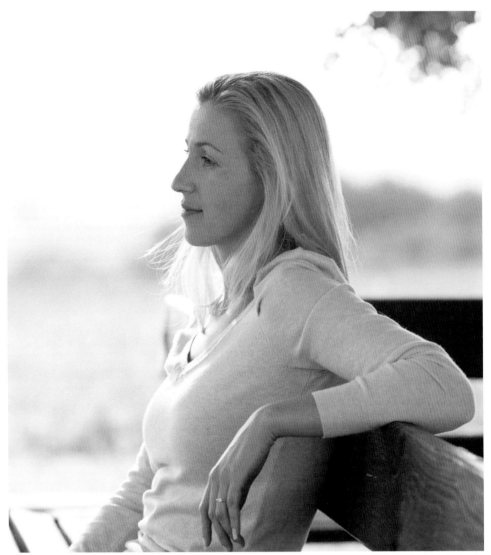

Amir Kaljiovic – Fotolia

Es ist erforderlich für die Entspannung des Geistes,
dass wir von Zeit zu Zeit
spielerische Aktionen und Scherze setzen.

Thomas von Aquin

Vorab gilt es, Eu- und Distress zu unterscheiden. Eustress beflügelt uns zu Höchstleistungen und ist somit die positive Komponente von Stress, denn dadurch sind wir wach, aktiv und motiviert. Informationen aufzunehmen, erfolgt nicht passiv, sondern ist ein aktiver Vorgang.

Wohingegen Distress, welcher uns im Alltagsleben immer wieder begegnet, ein lästiges Anhängsel darstellt, welches wir in unserer modernen Gesellschaft nur schwer loswerden können. Konzentrieren wir uns an dieser Stelle auf den Distress. Dieser negative Stress ist Gift für unser Gehirn. Und wenn sich dieser schon nicht vermeiden lässt, dann sollte man wenigstens versuchen, ihm aktiv entgegenzusteuern.

Wie Sie diese Erholung herbeiführen, ist jedem selbst überlassen. Während einige meinen, „Füßehochlegen" oder ein Mittagsschlaf reiche aus, können sich andere beim Spaziergang, einer halbe Stunde Musik hören oder im Urlaub optimal entspannen. Weitere Möglichkeiten bieten Lesen, Baden, Träumen, Verwöhn-Wochenenden daheim oder in einer Therme und verschiedene Entspannungsmethoden. Dies wirkt oft Wunder. Also: Gönnen Sie Ihrem Denkzentrum ab und zu eine Pause. Ihr Gehirn wird es Ihnen danken.

Die Fähigkeit, sich zu entspannen, ist jedem Menschen angeboren und somit ein jederzeit verfügbares biologisches Programm, das keine spezielle Ausbildung erfordert, um aktiviert zu werden. Stellen Sie sich das menschliche Gehirn wie eine Maschine vor. Jede Maschine benötigt Treibstoff, und um es nicht zu vergessen, Wartung, Pausen und Ruhezeiten.

Jedoch stellt sich die Wirkung nicht automatisch von selbst ein. Sie müssen für den Zustand der Entspannung schon etwas tun und sich innerlich darauf vorbereiten und einstellen. Der Willens- und Konzentrationsakt ist dafür notwendig, damit das körpereigene Anti-Stress-Programm starten und ablaufen kann.

Unterschätzen Sie den Faktor Zeit nicht – Zeit, von der Sie glauben, sie nicht zur Verfügung zu haben.

Also wenn Sie meinen, es reicht, schnell ein paar Übungen zwischendurch oder zwischen zwei Terminen einzuschieben, um eine „Dosis voll Entspannung" zu bekommen, werden Sie keinen großen Erfolg dadurch erzielen; besonders, wenn es Ihnen nicht gelingt, störende Gedanken beiseite zu schieben.

Jedes Training benötigt Regelmäßigkeit und die entsprechenden Wiederholungen. So ist dies auch für die optimale Entspannung notwendig. Um effektive und langfristige heilsame Erfolge zu erzielen, sollte jeder – besonders Stressgeplagte – ein tägliches Ritual daraus machen und die Übungen in angenehmer und ruhiger Umgebung durchführen, um in den Zustand der Entspannung zu gelangen.

Leider kann man für den erreichten Entspannungszustand kein Depot anlegen und bei Bedarf davon schöpfen. Ebenso wirkt die Entspannung nur momentan. So wirkt der wohlgemeinte Vorsatz „im Urlaub werde ich mich so richtig entspannen" zwar temporär, aber nicht davor, und ist ebenso nicht von allzu langer Dauer. Unser Körper reagiert sehr sensibel auf Stress. Überschreiten Sie Ihre persönliche Stressbewältigungsgrenze, sendet

Ihr Körper Botschaften aus, dass Entspannung erforderlich ist. Diese Signale sollten Sie nicht auf Dauer ignorieren; Ihre Gesundheit wird es Ihnen danken. Der Körper verschafft sich die notwendige Zeit und nimmt sich selbst seine Ruhephasen. Schonen Sie Ihr Immunsystem und lassen Sie rechtzeitig Ruhe- und Entspannungsphasen zu.

Entspannung stellt den natürlichen Ausgleich für körperlichen Stress dar, und die positive Wirkung erstreckt sich auch auf den psychischen Bereich:

Probleme sind einfacher zu lösen, alte eingefahrene Denkwege können leichter verlassen und Konflikte einfacher bewältigt werden.

Entspannung ist ebenso als Grundlage für geistiges und seelisches Wohlbefinden anzusehen und förderlich für Konzentrations- und Lernprozesse. Aus diesem Grund ist Entspannung auch beim Training Ihrer grauen Zellen ein sehr wichtiger Punkt. Durch Stress (den man sich oft selbst auferlegt) entstehen Denkblockaden und Gedächtnislücken. Sie kennen sicher diese Situation bei Prüfungen – das sogenannte Blackout. In entspanntem Zustand fallen Ihnen die Antworten wieder problemlos ein. Entspannung jedoch bedeutet nicht nur, sich körperlich auszuruhen oder zu faulenzen.

Wenn Sie mehrere Stunden am Tag sitzen, empfiehlt es sich, einen kleinen Spaziergang zu unternehmen, um die innere Balance wieder herzustellen. Im Gegensatz dazu, wenn Sie den ganzen Tag von einem Termin zum nächsten gehetzt sind und ständig auf den Beinen waren, gönnen Sie sich zwischendurch die Ruhepausen, in denen sich die Körperfunktionen normalisieren können.

Ebenso besteht die Möglichkeit, bei diversen Sportarten mentale Freiräume zu schaffen. Viele Menschen berichten, sie hätten gerade beim Wandern oder Joggen die besten Ideen. Das liegt daran, dass die Gehirnregionen, welche sich für das Gehen verantwortlich zeichnen, direkt neben jenen liegen, die für die Denkprozesse verantwortlich sind. Grundsätzlich nützt jede sportliche Betätigung dem Gehirn, da es sich dadurch vom unnötigen Informations-Ballast verabschiedet und in der Folge produktiver arbeiten kann.

Aufgrund der verschiedenen Bedürfnisse jedes Menschen ist auch die Suche nach Entspannung individuell verschieden. Was der eine mag, muss für den anderen noch lange nicht der ideale Weg zur optimalen Entspannung sein. Hören Sie auf Ihren Körper und seine Signale und Sie werden Ihre bevorzuge Methode finden, um sich zu entspannen.

Wie viel Entspannung braucht der Mensch?

Sie kennen sicher das Prinzip „der goldenen Mitte". Zu viel an Arbeit, Anstrengungen und Zeitnot führen zwangsweise zu physischem und psychischem Druck, welcher sich auch in körperlichen Symptomen bemerkbar macht.

Stress kann zwar sehr wohl auch als positiv empfunden werden, nämlich dann, wenn Sie dadurch zur Leistung angespornt werden (= Eustress). Aber ob eine Situation als „stressig" im negativen Sinn (= Disstress) empfunden wird, bestimmt jeder Mensch ganz individuell durch Bewertung des Ereignisses. Davon hängt ab, wie viel Entspannung der Mensch braucht.

Haben Sie heute schon gelacht?

Überlegen Sie, wie oft Sie tagsüber Ihre Mundwinkel nach oben ziehen. Kinder lachen 400-mal am Tag. Schaffen Sie das auch?

Wichtiger Tipp: Das beste Anti-Stress-Programm für unseren Körper ist **das Lachen**. Dabei wird das Hormon Dopamin ausgeschüttet und Glücksgefühle werden angeregt. Sie fühlen sich einfach pudelwohl. Dieser Zustand zeigt nicht nur, dass wir glücklich sind, sondern fördert auch das Lernen. Haben Sie Spaß dabei, denn so rutschen neue Informationen ganz einfach in Ihr Gedächtnis. „Merkt man sich nicht jeden Blödsinn?"

Sitzen Sie richtig?

Eine der wichtigsten vorbeugenden Maßnahmen bei der Büro- und Bildschirmarbeit ist die Kombination aus richtigem Sitzen und Bewegung. Mangelnde Bewegung lässt die Muskeln erschlaffen und dadurch werden diese weniger durchblutet. Vermehrter Stress im Alltag führt zu zusätzlichen Anspannungen vor allem im Rücken. Müssen wir stundenlang sitzen, um unsere Arbeitsaufgaben im Büro zu erledigen? Schon morgens die Treppe statt dem Lift lässt Sie in Schwung kommen. Stehen Sie zwischendurch auf oder gehen Sie herum. Wie wär's mit kurzen Besprechungen im Stehen und Telefonaten im Gehen? Unterschätzen Sie nicht den Gang zum Kopierer oder zur Kaffeeküche. Dies sind alles Elemente, die sich in der Gesamtbewegungsbilanz des Tages positiv auswirken. Nicht nur der Körper wird bewegt, sondern auch der Geist, was wiederum Ihr gesamtes Wohlbefinden und Ihre Gesundheit stärkt. Vor allem in stressingen Zeiten sollten Sie bewusst auf bewegte Kurzpausen achten und diese auch einlegen. Enthält Ihre Arbeit verschiedene Tätigkeiten, so wechseln Sie diese öfters, um dadurch in körperlicher wie auch in geistiger Bewegung zu bleiben.

Einfache und schnelle Entspannungsübungen fürs Büro und für den Alltag

Achtung! Führen Sie bitte diese Übungen sanft und ohne Schmerzempfinden durch. Bei Unklarheiten, ob Sie bestimmte Übungen durchführen können, fragen Sie Ihren/Ihre Arzt/Ärztin oder Physiotherapeuten/Physiotherapeutin.

1. Übungen für das Atmen

Atemübungen sind sehr einfach anzuwenden und haben eine schnelle und große Wirkung. Die Übungsdauer ist sehr kurz, schon eine Minute reicht oft aus. Atmen Sie dabei durch die Nase ein und durch den Mund wieder aus.

Schlüsselbeinatmung

Legen Sie Ihre Hände locker an das Schlüsselbein. Atmen Sie langsam ein und wieder aus, sodass sich der Oberkörper leicht hebt. Spüren Sie dabei, wie sich der Brustkorb beim Einatmen hebt und beim Ausatmen wieder senkt.

Brustatmung

Legen Sie die Arme seitlich des Brustbeins an Ihre unteren Rippen. Beim Einatmen spüren Sie, wie sich die Rippen weit nach außen dehnen und beim Ausatmen sich wieder zusammenziehen. Dabei wird der Bauch nicht groß bewegt.

Bauchatmung

Legen Sie die Hände locker auf Ihren Bauch in Höhe des Nabels. Atmen Sie jetzt nur mit dem Bauch und spüren Sie, wie sich beim Einatmen die Bauchdecke hebt und beim Ausatmen senkt.

Passive Atemmeditation (5-Minuten-Übung)

Setzen oder legen Sie sich bequem hin, sodass es für Sie angenehm ist, und schließen Sie die Augen. Wenden Sie Ihre Aufmerksamkeit dem Atem zu und spüren Sie, wie der Atem ein- und ausströmt. Spüren Sie dabei, wie die Luft durch die Nase oder durch den Mund ein- und ausströmt und achten Sie auch auf die Unterschiede zwischen dem Ein- und Ausatmen.

Gehen Sie beim Einatmen mit dem Atem in den Körper hinein und spüren Sie die Bewegung des Atems im Bauchraum. Achten Sie darauf, wie der Atem die Bauchdecke hebt und senkt und lassen Sie sich von diesem Rhythmus ein Stück weit in die Entspannung wiegen. Lassen Sie den Atem ganz los, einfach den Atemrhythmus beibehalten, der sich von selbst einstellt. Einfach spüren, wie der Atem die Bauchdecke hebt und wieder senkt. Beachten Sie, wie langsam und gleichmäßig Sie atmen. Verabschieden Sie sich nun langsam wieder aus diesem Zustand der Ruhe und Entspannung, aber mit dem Wissen, dass Sie jederzeit diesen Zustand wieder erreichen können. Lassen Sie sich dabei Zeit. Beginnen Sie damit, dreimal tief ein- und auszuatmen. Bewegen Sie dabei Ihre Finger, Hände und Arme und holen Sie sich so zurück. Bewegen Sie nun Ihre Zehenspitzen und Füße und bringen Sie sich so ganz zurück. Öffnen Sie nun Ihre Augen und kehren Sie in den Zustand des Hier und Jetzt zurück, während Sie sich ruhig und entspannt fühlen, gerade so,

als wären Sie eingeschlafen. Nehmen Sie sich noch Zeit, ganz zurückzukommen und sich zu strecken und wählen Sie dann einen ganz sanften und vielleicht auch ungewohnten Weg, wieder aufzustehen, sich aufzusetzen.

2. Übungen zur Entspannung

Kutschersitz für die Entlastung

Diese Körperhaltung war früher bei den Droschkenkutschern beliebt, daher auch der Name. Wenn diese müde von der Arbeit auf ihren Kutschen nach Hause fuhren, haben sie diese Haltung eingenommen und gedöst, ohne auf die Pferde zu achten. Diese kannten den Weg. Die Haltung war für den Kutscher entspannt und dennoch so stabil, dass er nicht umkippen konnte.

Beim Kutschersitz wird der Oberkörper vom Gewicht der Arme entlastet. Setzen Sie sich dafür leicht breitbeinig auf die vordere Hälfte eines Stuhles und stützen Sie sich mit den Ellbogen auf den Oberschenkeln ab. Die Hände hängen locker nach unten. Lassen Sie sich in sich zusammenfallen, bilden Sie einen runden Rücken und neigen Sie den Kopf leicht nach vorne.

Traumreise

Nutzen Sie entspannende Musik und/oder hören Sie das Zwitschern der Vögel, um Ihnen die Möglichkeit des Entspannens zu geben. Maximieren Sie Ihren Entspannungsgrad, indem Sie Ihren Wohnraum abdunkeln, sich ein gemütliches Plätzchen suchen, wobei hier jeder seinen Favoriten hat, und versuchen Sie, an nichts zu denken. Sie werden sehen, wie sich Zug um Zug ein Gefühl der Wohligkeit einstellt und Sie das positive Gefühl des Loslassens erfahren. Wenn Sie jetzt mit geschlossenen Augen auf Ihrem Lieblingssofa unbeschwert und relaxt vor sich hin sinnieren, stellen Sie sich Ihre letzte Traumreise vor. Und wie geht es Ihnen jetzt? Schön, dass Sie entspannt sind!

Körperreise

Setzen oder legen Sie sich bequem hin, sodass es für Sie angenehm ist, und schließen Sie die Augen. Wandern Sie mit Ihrer ganzen Aufmerksamkeit in den Bereichen

Beine und Füße
Becken
Bauch
Rücken und obere Rückenmuskulatur
Arme und Hände
Schultern, Nacken und Hals
Kopf

Wie fühlt es sich dort an?
Wie ist die Beschaffenheit Ihrer Unterlage?
Was empfinden Sie?

Achten Sie darauf,

- ob die Unterlage hart ist oder weich,
- ob sie rau ist oder glatt,
- ob sie kalt ist oder warm.

Was fühlen Sie in dieser Region?
Achten Sie auch auf den momentanen Spannungsgrad.

3. Entspannung für die Augen

Konzentrierte Bildschirmarbeit strengt die Augen in hohem Maße an. Mit folgender Übung sind Sie und Ihre Augen rasch wieder fit.

So wird's gemacht:

Hände kurz aneinander reiben und anwärmen. Legen Sie die Hände parallel zueinander und leicht gewölbt über die geschlossenen Augen, ohne die Augenlider zu berühren. Die Finger liegen auf der Stirn, die kleinen Finger berühren einander. Dabei die Augen nicht zusammenkneifen. Versuchen Sie, sich ein bis zwei Minuten lang zu entspannen und Ihre Gedanken völlig abzuschalten. Der Atem geht dabei ruhig und gleichmäßig. Als kurze Erholungspause zwischendurch, z. B. bei anstrengender Bildschirmarbeit, kann man diese Übung auch im Stehen machen, um gleichzeitig den Rücken zu entspannen.

4. Förderung der Durchblutung

Muskelpumpe – Venenpumpe

Mit dieser einfachen Übung bringen Sie Ihre Durchblutung wieder in Schwung. Durch das wiederholte An- und Entspannen der Muskeln in der Bewegung werden die Venen komprimiert, was den verbesserten Rückfluss des Blutes fördert.

Setzen Sie sich aufrecht auf die vordere Hälfte eines Stuhles und kippen das Becken leicht nach vorne. Halten Sie Ihren Oberkörper gerade und stellen Ihre Füße parallel auf den Boden. Ziehen Sie nun die Zehen hoch und bleiben Sie auf den Fersen stehen. Dann setzen Sie die Zehen ab und heben die Fersen an. Führen Sie diese Wechselbewegung 30 Sekunden aus, dann machen Sie zehn Sekunden Pause und wiederholen diese Einheit dreimal.

5. Lösen von Verspannungen

Nackenverspannungen bzw. sogar Schmerzen sind unter den Erwachsenen und teilweise sogar schon bei Kindern weit verbreitet. Ein verspannter Nacken wird deshalb schon fast als normal angesehen. Lassen Sie Verspannungen nicht Teil Ihres Alltags werden; schon eine einfache Übung hilft, entgegenzusteuern.

Dehnung der seitlichen Nackenmuskulatur

Setzen Sie sich wieder mit leicht gespreizten Beinen und geradem Rücken auf einen Stuhl, um die Wirbelsäule zu strecken. Senken Sie nun beide Schultern, ziehen Ihr Kinn ein und neigen den Kopf zur rechten Seite Richtung Schulter. Drehen Sie dabei den Kopf nicht. Gleichzeitig strecken sie nun Ihren linken Arm zum Boden, bis Sie eine Dehnung in der seitlichen Nackenmuskulatur spüren. Wechseln Sie jetzt zur linken Schulter. Dehnen Sie dabei sehr behutsam und führen Sie keine ruckartigen Bewegungen durch. Atmen Sie während der gesamten Übung gleichmäßig ein und aus.

Dehnung der Schultermuskulatur

Nehmen Sie wieder eine aufrechte Sitzposition ein und lassen Ihre Arme seitlich gerade hinunter hängen. Kreisen Sie nun Ihre Schultern gleichzeitig nach hinten, dann nach vorne. Nach ungefähr einer Minute ziehen Sie beide Schultern kräftig nach oben und senken diese im Anschluss langsam wieder ab. Heben Sie Ihre Schultern 15-mal und legen danach eine Pause ein.

Beckenschaukel

Die aufrechte Körperhaltung ist Ihnen mittlerweile schon bekannt und Ihre Beine sind leicht geöffnet. Kippen Sie nun Ihr Becken nach vorne, sodass Ihr Rücken ein leichtes Hohlkreuz bildet. Jetzt schieben Sie Ihr Becken wieder nach hinten, sodass Ihr Rücken rund ist. Wiederholen Sie diese Übung 10- bis 15-mal in langsamem Tempo.

6. Bewegungsübungen fürs Gehirn

Überkreuzbewegung

Überkreuzbewegungen sind Übungen, welche beide Gehirnhälften bewusst miteinander verbinden und das Zusammenspiel von linker und rechter Seite fördern. Damit können auch Konzentrations- und Denkblockaden gelöst werden.

Stellen Sie sich bequem hin. Führen Sie Ihre rechte Handfläche zu Ihrem linken Knie, während Sie dieses leicht heben, und umgekehrt, linke Handfläche zum rechten Knie. Die Sportlichen unter Ihnen berühren das Knie mit dem gegenüberliegenden Ellbogen. Führen Sie diese Übung möglichst langsam und genau aus, so wirkt sie am besten, weil Feinmotorik und Balance mehr gefordert werden.

Liegende Acht

Diese Übung können Sie im Sitzen oder Stehen ausführen. Strecken Sie Ihre beiden Arme aus und berühren Ihre Finger. Malen Sie mit ausgestreckten Armen eine liegende Acht in die Luft. Dabei sollten Sie darauf achten, dass jeweils von innen nach außen gemalt wird. Folgen Sie der Bewegung mit den Augen, aber halten Sie den Kopf dabei ruhig.

Jonglieren

Durch die Herausforderung an die Augen-Hand-Koordination ist Jonglieren für unser Gehirn eine wahre Freude. Um mit Jonglieren zu beginnen, empfehle ich, Tücher zu verwenden. Sie nehmen eine langsamere Flugbahn als Bälle. Um die Geschwindigkeit zu erhöhen, binden Sie einfach einen Knoten in das Tuch.

Schritt 1: EIN Tuch werfen und fangen

Das Tuch wird mittig in der rechten Hand von Daumen und Zeigefinger festgehalten. Handflächen zeigen nach unten. Werfen Sie nun das Tuch mit möglichst gestrecktem Arm von rechts unten diagonal nach links oben. Das in der Luft schwebende Tuch wird nun mit der linken Hand gefangen. Probieren Sie es auch gleich in die andere Richtung. Werfen Sie nun das Tuch mit möglichst gestrecktem Arm von links unten diagonal nach rechts oben. Das in der Luft schwebende Tuch wird nun mit der rechten Hand gefangen. Wie geht's Ihnen damit? Sind Sie fit für zwei Tücher?

Schritt 2: ZWEI Tücher werfen und fangen

Halten Sie ein Tuch mittig in der rechten und das andere mittig in der linken Hand mit Daumen und Zeigefinger fest. Handflächen zeigen wieder nach unten. Werfen Sie nun das Tuch mit möglichst gestrecktem Arm von rechts unten diagonal nach links oben. Wenn es den höchsten Punkt erreicht hat, werfen Sie das andere Tuch von links unten diagonal nach rechts oben. Fangen Sie mit der linken Hand das Tuch der rechten Hand, wenn es herunter kommt, und umgekehrt. Beide Tücher haben Sie wieder gefangen.

Jetzt werfen Sie das Tuch mit dem anderen Arm, sprich von links unten diagonal nach rechts oben. Wenn es den höchsten Punkt erreicht hat, werfen Sie das andere Tuch von rechts unten diagonal nach links oben. Fangen Sie mit der rechten Hand wieder das Tuch der linken Hand, wenn es herunter kommt, und umgekehrt. Beide Tücher haben Sie wieder gefangen. Beginnen Sie also immer abwechselnd mit der linken und rechten Hand, bis Sie sich mit zwei Tüchern sicher fühlen. Perfekt! Gleich haben Sie es geschafft!

Schritt 3: DREI Tücher werfen und fangen – die Kaskade

Halten Sie die beiden Tücher wie bisher mittig mit dem Daumen und Zeigefinger in der rechten (Tuch 1) und linken Hand (Tuch 2). Klemmen Sie jetzt das dritte Tuch (Tuch 3) mit dem dritten, vierten und fünften Finger an den Handballen. Rechtshänder sollten mit dem dritten Tuch in der rechten Hand beginnen, Linkshänder umgekehrt. Handflächen zeigen wieder nach unten.

Die Hand mit den zwei Tüchern (Tuch 1 + 3) beginnt mit dem Wurfmuster (in meiner Beschreibung für Rechtshänder). Werfen Sie nun das Tuch (Tuch 1) mit möglichst gestrecktem Arm von rechts unten diagonal nach links oben. Tuch 3 wird nicht losgelassen. Wenn es den höchsten Punkt erreicht hat, werfen Sie das andere Tuch (Tuch 2) von links unten diagonal nach rechts oben. Fangen Sie mit der linken Hand das Tuch 1 der rechten Hand, wenn es herunter kommt. Wenn Tuch 2 den höchsten Punkt erreicht hat, schicken Sie das dritte Tuch (Tuch 3) von der rechten Hand auf die Reise.

ÜBUNGSBLOCK 8

Übung 1

Optische Täuschung

Sind die waagrechten Linien gleich lang?

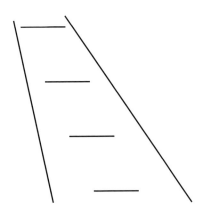

Übung 2

Sprichwörter

In den folgenden Sprichwörtern befindet sich ein Fehler!

Er sieht den Wald vor lauter Sträuchern nicht.

Aus einer Ameise einen Elefanten machen.

Es wird überall nur mit Schmalz gekocht.

Sitzen ist Silber, laufen ist Gold.

Es wird nicht so scharf gegessen wie gekocht.

Je später der Abend, desto schöner das Essen.

Übung 3

Was gehört zusammen

Suchen Sie die zusammengehörigen Begriffe.
Zum jeweils 1. Begriff sollen die entsprechenden Antworten gefunden werden.

z. B. Schriftstellerinnen und ihre Werke

1	Hera Lind		a	Tod am Nil
2	Agatha Christie		b	Das Superweib

Lösungen: 1/b   2/a

Schauspieler und ihre Filme

1	Hans Moser		a	Der Herr Karl
2	Harald Juhnke		b	Der blaue Engel
3	Helmut Qualtinger		c	Ohne Krimi geht die Mimi nie ins Bett
4	Peter Alexander		d	Vier Mädels aus der Wachau
5	Heinz Conrads		e	Charleys Tante
6	Hans Albers		f	Hallo Dienstmann

Lösungen: 1/___   2/___   3/___   4/___   5/___   6/___

Übung 4

Konzentrationsübung – RISIBISI

Wo ist das Wort RISIBISI versteckt?

RISIBISIRIHKJERISIBISIKIRSCHRLEFISIBISIREISHIMBEERENRISIBISIRISIBISIBA
NANEBROCCOLILACHSMUESLIRISIBISITOPFENAUFLAUFREISFLEISCHRISIBISI
RIBISELKUCHENRISIBISIAPFELBAUMPETERSILIERISIBISIHAFERBROMBEEREN
HUHNRISIBISIRIBISELMANGOKARTOFFELRISIBISESSIGOLIVENOELSALATRISI
BISITOMATENSUPPERISIBISSIISIBELRISIBISIBISSKAROTTBISIRISIRIBISEL

Übung 5

Schüttelanagramm – Buchstabenchaos

Versuchen Sie die Buchstaben in die richtige Reihenfolge zu bringen.

Jedes Buchstabenquadrat beinhaltet ein Land.
Achtung: Es müssen alle Buchstaben des Quadrates verwendet werden!

z. B.

P	A	T
O	U	
L	G	R

Lösung: Portugal

	A	G
N	L	
N	D	E

		A
N	U	R
	N	G

M	D	E
R	E	K
A	N	A

1. _____

2. _____

3. _____

Übung 6

Komplexe Wortspiele: Mehrfachbedeutung

Ein Wort kann mehrere Bedeutungen haben – finden Sie den gemeinsamen Begriff für die angegebenen Umschreibungen.

Beispiel: Einmal ist es ein Pferd, ein anderes Mal ein Pilzbefall. ➜ Schimmel

1. Einmal ist es ein Fluss, ein anderes Mal eine Energiequelle. ➜ _____

2. Einmal ist es ein Körperteil, ein anderes Mal ist man mittellos. ➜ _____

3. Einmal ist es eine Märchengestalt, ein anderes Mal eine Zahl. ➜ _____

4. Einmal ist es ein Baum, ein anderes Mal der bewegliche Teil des Schädels. ➜ _____

5. Einmal ist es ein Ring, ein anderes Mal findet man es auf Winterästen. ➜ _____

6. Einmal ist es eine Lenkvorrichtung, ein anderes Mal die Abgabe an den Staat. ➜ _____

7. Einmal ist es ein Niederschlag, ein anderes Mal ein Seil. ➜ _____

Übung 7

Wortumbildungen/Wortneubildungen „WORT IM WORT"

Mit den Buchstaben des vorgegebenen Wortes sollen möglichst viele neue Wörter gebildet werden. Die Reihenfolge der Buchstaben darf verändert werden.

APFELSTRUDEL

_____

_____

_____

Die Lösungen finden Sie auf Seite 124.

Alltagstipps

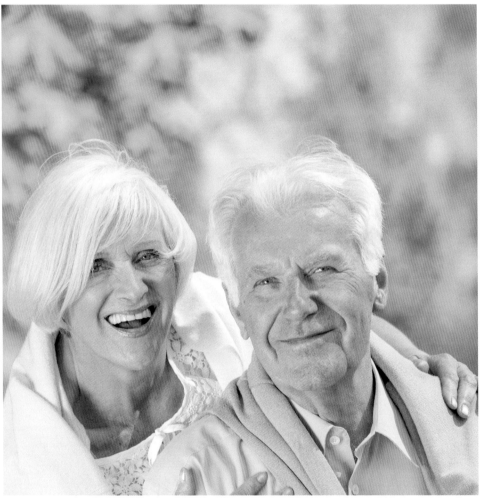

Fotowerk – Fotolia

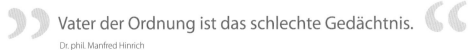 Vater der Ordnung ist das schlechte Gedächtnis.

Dr. phil. Manfred Hinrich

Tun Sie Ihren Ganglien einen Gefallen! Naturgemäß kenne ich Ihre persönlichen Vorlieben nicht. Sind Sie Schachspieler, und/oder verreisen Sie gerne? Es gibt unzählige Beispiele, wie wir unsere internen Reize aktivieren können. Herausfinden ist letztendlich Ihre Herausforderung.

Schließlich werden dadurch neue Eindrücke verarbeitet. Springen Sie über Ihren Schatten, lassen Sie Ihre Lethargie hinter sich und brechen Sie auf zu neuen Ufern!

Zu beachten:
- Listen sollten immer an ein und derselben Stelle aufbewahrt werden, um sie leicht zu finden.

- Listen sollten so geschrieben werden, dass sie gut zu lesen sind.

- Bei umfangreichen Listen sollten die Einzelposten zu Gruppen geordnet werden. Verwenden Sie Terminkalender und Notizbücher.

Organisieren Sie Ihren Alltag

Kreieren Sie eine To-do-Liste

- z. B. Einkaufsliste
- Aufstellung von Reparaturarbeiten im Haus
- Listen für Ihr Reisegepäck
- Umzugslisten
- Auflistung wichtiger Nummern
- wichtige Geburtstage

Prägen Sie sich Abläufe bewusst ein

Mit dieser Methode haben Sie die Möglichkeit, gleichzeitig mehrere Ihrer Sinne (Sprechen, Sehen, Hören, Riechen) zu nutzen und Ihre Konzentrationsfähigkeit zu steigern.

Stellen Sie sich vor, morgen geht Ihr Flugzeug in den wohlverdienten Urlaub. Die Erstellung einer to-do-Liste reicht oft nicht aus. Wir sollten uns vermehrt auf unsere Sinne verlassen. Sie werden Ihre bevorzugte Bodylotion mitnehmen, weil Sie sie riechen können. Genauso werden Sie Ihre Lieblingsschuhe mitnehmen, weil Sie ständig genau diese anschauen. Unserer Umwelt zuliebe wollen Sie Stromsparen. Sie werden nicht vergessen, das Licht im Keller abzudrehen. Auch Ihren Reisepass werden Sie nicht vergessen, denn Sie haben ihn schon längst in Ihrer Tasche ertastet, und wenn Sie Ihr geliebtes Auto am Flughafen eingeparkt haben, ist es das beruhigende „Piep", welches uns versichert, das Auto ist abgeschlossen.

„Ordnung ist das halbe Leben"

Nicht umsonst ist diese geflügelte Phrase so omnipräsent. Was wären wir denn ohne Ordnung? Würden wir im Chaos versinken, und/oder würde unser gemeinsames Alltagsleben anders aussehen? Machen Sie sich an dieser Stelle dahingehend Gedanken? Wo liegen Ihre Präferenzen? Was bedeutet Ordnung für Sie? Unterscheiden Sie die Ordnung in Ihrem Kopf von der Ordnung, welche uns einen geregelten Tagesablauf ermöglicht. So wie Ihr Gehirn es bewerkstelligt, Gedanken zu ordnen, ist es sinnvoll, eine Routine in Ihr tägliches Tun und Handeln einzubringen. Nutzen Sie die Macht der Gewohnheit, Ihr Gehirn wird es Ihnen danken. So legen Sie zum Beispiel Ihre Schlüssel immer an demselben Platz ab. Genauso, wie Sie jeden Morgen einer Routine folgen, um aus minimaler Zeit das Maximum rauszuholen. Natürlich werden Sie jetzt sagen, dass diese Abläufe monoton und dem täglichen Rhythmus geschuldet sind. Ja, ich gebe Ihnen Recht, ich ersuche Sie jedoch zu bedenken, welche Kapazitäten Sie aufgrund dieser Routine freispielen können.

Modus operandi oder: Wie Sie fit in den Tag starten

6 Uhr früh, es regnet. Wer von uns steht unter diesen Umständen schon gerne auf und ist von einem Moment auf dem Nächsten geistig top fit. Drehen Sie das Negativum zum Positivum. Öffnen Sie das Fenster und atmen Sie eine frische Brise Luft ein, strecken Sie sich und lassen Sie so Ihr Gehirn in den Tag starten. Vergleichen Sie Ihr Gehirn mit einem Computer. Von null auf hundert ist nahezu unmöglich zu erreichen. Gönnen Sie Ihrem Gehirn eine Aufwärmphase und starten Sie Schritt für Schritt in den neuen Tag, und Sie werden bemerken, dass Ihr Gehirn zur Höchstform aufläuft.

Multi-Taskting

Entscheidend ist, dass Sie Ihren Fokus immer auf eine Sache richten und diverse Aufgabenbereiche Schritt für Schritt angehen. Mittlerweile ist es aufgrund jahrzehntelanger Forschung als erwiesen anzusehen, dass weder Frau noch Mann multitasking-fähig ist. Ich kann Ihnen nur aus voller Überzeugung den Rat geben, Aufgaben und Tätigkeiten singulär zu betrachten, um Ihrem Gehirn die Möglichkeit zu geben, die Verarbeitung von Informationsfluten chronologisch zu bewältigen.

Have a break! – Gönnen Sie sich eine Pause

Versuchen Sie, täglich 10 Minuten aus Ihrem hektischen Umfeld auszubrechen. Immer wieder werde ich von Leuten angesprochen, die mich um Rat bitten, ihnen Rückzugstendenzen aufzuzeigen. Das Zauberwort, welches ich Ihnen an dieser Stelle mitgeben möchte, heißt geistige, körperliche und seelische Ausgeglichenheit zu finden. Tatsache ist, dass wir alle in unserem Alltagstrott gefangen sind, ob wir es wollen oder nicht. Wenn Sie diese 10 Minuten täglich sinnvoll nutzen, kann es Ihr Leben verändern.

Last but not least, freue ich mich, dass Sie so viel Kopfarbeit aufbringen konnten, mein Buch bis hier her gelesen zu haben. Gönnen Sie sich nun die 10 Minuten-Pause, denn es erwarten Sie auf den nächsten Seiten noch einige herausfordernde Aufgaben.

Schlussgedanken

Kommt Ihnen folgende Situation bekannt vor?

Ein Mensch, der sich von Gott und Welt
mit einem anderen unterhält,
muss dabei leider rasch erlahmen:
vergessen hat er alle Namen!
„Wer war's denn gleich, Sie wissen doch …
der Dings, naja wie hieß er noch,
der damals, gegen Ostern ging's,
in Dings gewesen mit dem Dings?

Eugen Roth

Damit es Ihnen nicht so ergeht und um Ihre Denk- und Gedächtnisfunktionen auf Trab zu halten, ist aber keine trockene Kopfarbeit notwendig. Das Trainingsprogramm für geistige Fitness soll Ihre geistigen Ressourcen ohne Leistungsdruck, dafür aber mit Humor und Kreativität ausbauen und so die Leistungsfähigkeit des Gehirns steigern – denn:

Es gibt kein gutes oder schlechtes Gedächtnis, sondern nur ein geübtes oder ein ungeübtes Gedächtnis!

Lebenslanges lernen

Haben Sie gewusst, dass Ihr Gehirn jetzt anders aussieht als zu Beginn des Buches? Unser Gehirn ist nicht statisch, sondern äußerst plastisch. Mit jeder neuen Information, die Sie abspeichern, bilden sich neue synaptische Verbindungen. Diese Vorgänge bezeichnet man ganz allgemein als Neuroplastizität. Kurzum: Wir lernen zu jeder Zeit und mit jedem Alter. Daher sind dem Gehirn keine Grenzen gesetzt. Vertrauen Sie auf Ihre grauen Zellen!

ÜBUNGSBLOCK 9

Übung 1

Rätsel mit Sprichwörtern

Welche Sprichwörter sind mit der folgenden Umschreibung gemeint?

Einen Menschen nicht mehr zu sehen, bedeutet, ihn schnell zu vergessen.

Das Verhalten der Eltern wird von den Kindern nachgeahmt.

Man sollte sich an kleinen Dingen, die man hat, erfreuen, als nach großen zu streben, die kaum erreichbar sind.

Hast du etwas zu erledigen, so mache es sofort und verschiebe es nicht.

Übung 2

Chaos ordnen

Ordnen Sie folgende Begriffe zu Gruppen und geben Sie den jeweiligen Gruppen einen passenden Oberbegriff:

z. B. Fichte, Buche, Tanne, Erle

Nadelbäume
Fichte, Tanne

Laubbäume
Buche, Erle

Ordnen Sie folgende Begriffe zu sinnvollen Gruppen:

Oregano, Kurkuma, Muskatnuss, Veilchen, Schnittlauch, Gänseblümchen, Pfeffer, Petersilie, Basilikum, Lilie, Curry, Rose, Leberblümchen, Dille, Kardamom

Übung 3

Texte/Geschichten merken

Versuchen Sie sich die Details der folgenden Geschichte gut einzuprägen, damit Sie später wieder Ordnung in die durcheinander geratene Geschichte bringen können.

Originalgeschichte

Büroalltag

Herr Huber, der Chef, telefoniert mit neuen Geschäftskunden.

Frau Schuster, die Sekretärin, tippt aufmerksam die neuen Briefe.

Martin, der Lehrling, kopiert gelangweilt einen Stoß Unterlagen.

Frau Olga, die Putzfrau, schwingt singend den Besen.

Der Portier begrüßt freundlich die Kunden.

Herr Karl, der Chauffeur, wäscht sorgsam das Auto.

Astor, der Hund vom Chef, schläft faul in seinem Körbchen.

Versuchen Sie nun Ordnung in die durcheinander geratene Geschichte zu bringen.

Chaosgeschichte

Chaotischer Büroalltag

Herr Huber, der Chef, schläft faul in seinem Körbchen.

Frau Schuster, die Sekretärin, begrüßt freundlich die Kunden.

Martin, der Lehrling, wäscht sorgsam das Auto.

Frau Olga, die Putzfrau, telefoniert mit neuen Geschäftskunden.

Der Portier schwingt singend den Besen.

Herr Karl, der Chauffeur, tippt aufmerksam die neuen Briefe.

Astor, der Hund vom Chef, kopiert gelangweilt einen Stoß Unterlagen.

Übung 4

Konzentrationsübung – Doppelbuchstaben

Finden Sie die doppelten Ziffern und streichen Sie diese durch.

Beispiel: 56 27 ~~66~~ 13 21 34 09 10 ~~55~~ 86 31 48 ~~77~~ 41

76 54 98 31 07 00 22 66 61 58 82 83 79 64 25 53 23 87 86 97 11 24 38 43 17 68 77 93 37 49

80 54 43 11 05 99 90 73 67 57 46 38 28 30 10 13 82 89 13 27 36 48 99 12 14 80 75 28 32 80

49 64 95 08 15 29 23 39 79 81 89 96 36 34 66 40 63 81 22 35 68 51 25 29 88 56 49 13 51 65

77 87 98 01 00 16 37 61 48 93 22 19 59 71 66 27 43 73 67 57 46 38 28 30 10 4 98 31 07 00

Übung 5

Brückenwörter

Versuchen Sie, jeweils ein Wort als „Brücke" zwischen den beiden Wörtern zu finden. Es sollen zwei sinnvolle Wörter entstehen, wobei das Brückenwort zu beiden gegebenen Wörtern passen muss.

Beispiel:

Rätsel	HEFT	Seite

Fein		Ständer
Lebens		Teiler
Wind		Leine
Leber		Platte
Fenster		Vitrine
Morgen		Warte
Blüten		Stelle

Übung 6

Wortfindung – Themenwörter

Zu vorgegebenen Anfangsbuchstaben werden Wörter zu einem Thema gesucht.

Finden Sie möglichst viele Lebensmittel, die Ihnen mit dem jeweiligen Anfangsbuchstaben einfallen.

N: _____

A: _____

H: _____

R: _____

U: _____

N: _____

G: _____

S: _____

M: _____

I: _____

T: _____

T: _____

E: _____

L: _____

Die Lösungen finden Sie auf Seite 125.

ÜBUNGSBLOCK 10

Übung 1

Optische Täuschung

Haben die Punkte auf dem Streifen die gleiche Farbe?

Übung 2

Sprichwörtermix

Welche zwei Sprichwörter werden in den folgenden Sätzen vermischt?

Eine Schwalbe findet auch mal ein Korn.   Vielen Köchen schaut man nicht ins Maul.

_____   _____

_____   _____

Was Hänschen nicht lernt, frisst er nicht.   Probieren ist die Mutter der Porzellankiste.

_____   _____

_____   _____

Übung 3

Ausreißer

Welcher Begriff passt nicht dazu? Streichen Sie den Ausreißer und versuchen Sie zu klären, was ihn zum Ausreißer macht!

z. B.

| Gurke | Zucchini | Stangensellerie | Tomaten | Lauch |

→ Tomaten passen nicht dazu, denn die Tomaten sind kein grünes Gemüse.

1.

| Mofa | Fahrrad | Roller | Skateboard | Inline Skates |

→ _____

2.

| VW | Audi | Opel | Kawasaki | Ford |

→ _____

3.

| Schnittlauch | Petersilie | Oregano | Muskatnuss | Basilikum |

→ _____

Übung 4

Schüttelanagramm – Buchstabenchaos

Hier sind die Buchstaben etwas durcheinander geraten! Ordnen Sie die Buchstaben, so dass sich die richtigen Bezeichnungen ergeben. Thema: Wetter

1. SIE

2. GENRE NOTEN

3. JACK WINDE

4. ESCHEN

5. SCHIRMS NONNE

6. GERNE

7. TORFS

8. SCHWABEN WEDELN

9. SCHLAGDORNEN

10. ZAPFEISEN

11. DINW

12. NESON

Lösungswort: _____

Übung 5

Rätselquiz

Wie heißt das berühmteste Liebesdrama
der Literaturgeschichte?

Wo lebt der Papst?

_____

_____

Was stickte das tapfere Schneiderlein
auf seinen Gürtel?

Wie heißt der kleine Freund von Obelix?

_____

_____

Was hat die Medusa auf dem Kopf?

_____

Übung 6

Sandwich – Brückenwörter

Gesucht wird je ein Wort, dass dem oberen Wort angefügt und dem unteren Wort
vorangestellt wird

z. B.

Eisen
Schranken

Lösung: EisenBAHN – BAHNschranken ➜ BAHN

Sand
Tür

Weisheit
Arzt

Kinder
Praxis

Abend
Ständer

Die Lösungen finden Sie auf Seite 127.

ÜBUNGSBLOCK 11

Übung 1

Optische Wahrnehmung – Original und Fälschung

Folgende Abbildungen zeigen einmal das Original, darunter die Fälschung.
In der Fälschung wurden sechs „Fehler" eingebaut.

Original

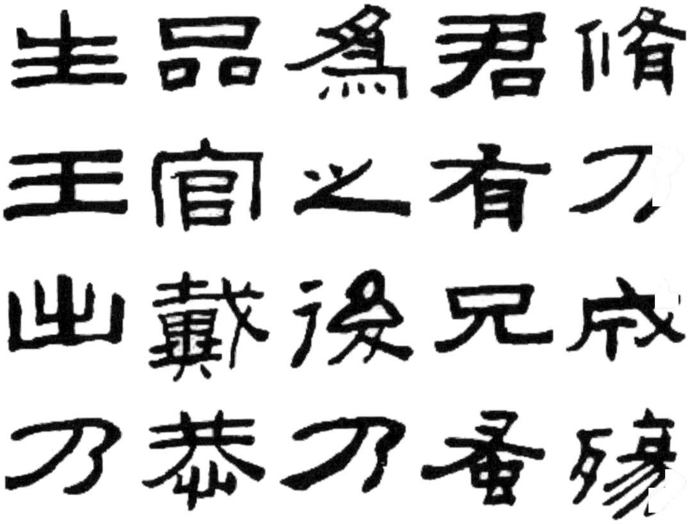

Fälschung

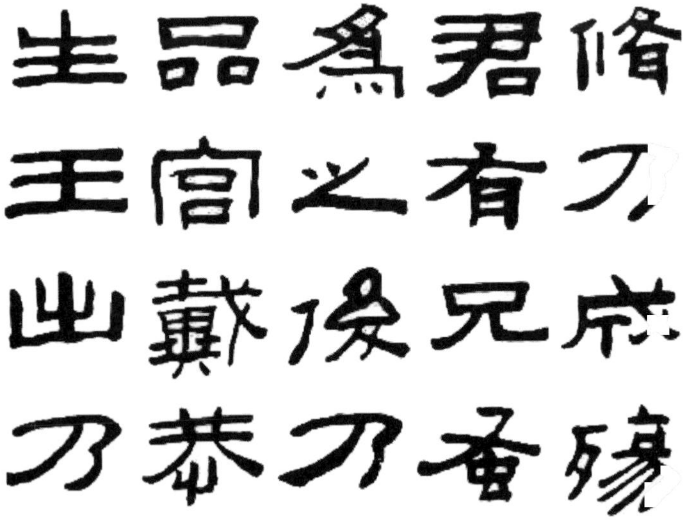

Übung 2

Sprichwörter

In den folgenden Sprichwörtern befindet sich ein Fehler.

Ein Esel kommt selten ein allein.

_____

Freude geht durch den Magen.

_____

Vom Baum fallen.

_____

Der dümmste Bauer hat die dicksten Tomaten.

_____

Aller guten Dinge sind vier.

_____

Keine Antwort ist auch ein Ergebnis.

_____

Übung 3

Was gehört zusammen

Zum jeweils 1. Wort soll der dazupassende Begriff gefunden werden.
Dazu muss man erst die Zusammenhänge überdenken.

z. B.

Hund		Wespe	Welpe	Wallach

Fisch	Wal	Tintenfisch	Lachs
Wien	Stephansdom	Peterskirche	Eifelturm
Dezember	Forsythie	Barbarazweig	Kornblume
Russland	Schnitzel	Pizza	Borschtsch
Ungarn	Plattensee	Chiemsee	Wörther See
Romeo u. Julia	Shakespeare	Lessing	Schiller
Graz	Votivkirche	Lindwurm	Uhrturm
Andersen	Hässliches Entlein	Hänsel & Gretel	Frau Holle
Hai	Meer	Bach	Teich
Innsbruck	Niederösterreich	Kärnten	Tirol
Salzburg	Mozart	Beethoven	Wagner
Klagenfurt	Lindwurm	Haydnkirche	Stephansdom
Kalb	Kuh	Ziege	Pferd
Mount Everest	Anden	Himalaja	Alpen
Henry Dunant	Rotes Kreuz	Blutgruppen	Penicillin
Auto	Seitenständer	Gaspedal	Kickstarter
Wirbeltier	Tintenfisch	Seeigel	Tausendfüßer
Manche mögen's heiß	Monroe	Dietrich	Davis
Luxor	Wolga	Donau	Nil
Australien	Ohio	Queensland	Ghana
Freiland	80 km/h	100 km/h	130 km/h
Euro	Cent	Schilling	Dollar
Mozart	Nabucco	Fidelio	Zauberflöte
Mechaniker	Hebebühne	Nadel	Hobel
Moslem	Jahwe	Allah	Buddha

Übung 4

Texte/Gespräche merken

Versuchen Sie sich die Details der Gespräche gut einzuprägen, damit Sie die nachfolgenden Fragen beantworten können.

Situation 1:

Fr. Kaiser:	Ein Herr Baumgartner hat für Sie eine Nachricht hinterlassen.
Hr. Strom:	Ja, auf diese habe ich schon gewartet.
Fr. Kaiser:	Er wird sich um ungefähr 45 Minuten verspäten.
Hr. Strom:	Wie bitte, 45 Minuten? Naja, haben Sie jedenfalls vielen Dank.

Situation 2:

Fr. Meier:	Herr Reisinger, einen Moment bitte!
Hr. Reisinger:	Ja, was gibt's?
Fr. Meier:	Eine Frau Fischer hat angerufen. Ich soll Ihnen ausrichten, dass ihr der Termin morgen passt. Frau Fischer holt Sie morgen zu Mittag ab.
Hr. Reisinger:	Hat Frau Fischer gesagt, ich soll sie zurückrufen?
Fr. Meier:	Nein, das ist nicht notwendig.

Situation 3:

Hr. Adler:	Entschuldigen Sie, ist Herr Holzner in seinem Büro?
Fr. Winkler:	Nein, aber er ist ab 14 Uhr wieder zu erreichen.
Hr. Adler:	Können Sie ihm etwas ausrichten?
Fr. Winkler:	Ja, natürlich.
Hr. Adler:	Richten Sie ihm bitte aus, dass er mich heute noch zurückrufen soll. Mein Name ist Adler. Herr Holzner hat meine Telefonnummer.

Fragen zu den Gesprächen:

Wer hat Herrn Strom eine Nachricht hinterlassen?

Um wie viel wird er sich verspäten?

Was soll Frau Meier ausrichten?

Von wem wird Herr Reisinger abgeholt und wann?

Wer will etwas von Herrn Holzner?

Wann ist Herr Holzner wieder erreichbar?

Kann Herr Holzner mit dem Herrn Kontakt aufnehmen?

Übung 5

Konzentrationsübung

Herbstgedicht (Friedrich Hebbel, 1813 – 1863)

Lesen Sie den Text und setzen Sie die fehlenden Selbstlaute (A, E, I, O, U) ein.

H__rstb__ld

D___s __st ___n H__rbstt__g, w___ __ch k___n__n s__h!

D___ L__ft __st st__ll, __ls __tm__t__ m__n k__m,

__nd d__nn__ch f__ll__n r__sch__lnd, f__rn __nd n__h,

D___ sch__nst__n Fr__cht__ __b v__n j__d__m B____m.

__ st__rt s___ n__cht, d___ F____r d__r N__t__r!

D___s __st d__ L__s__, d__ s__ s__lb__r h__lt,

D__nn h__t__ l__st s__ch v__n d__n Zw__g__n n__r,

W__s v__n d__m m__ld__n Str__hl d__r S__nn__ f__llt.

Übung 6

Schüttelanagramm – Buchstabenchaos

Speisekarte: Um die Speisen der Personen herauszufinden, müssen die Buchstaben der Namen in eine andere Reihenfolge gebracht werden.

Achtung: Es müssen alle Buchstaben verwendet werden!

z. B.

HEINZ CSRAPRITSEL
PARISERSCHNITZEL

ROBERT RETEMBO	HANS ESCHIWEX

IRIS PFLEBCHOW	PAUL GESCHUPS

Übung 7

Wortfindung – Wortfragmente

Es ist ein Buchstabengerüst gegeben, das nur aus dem Anfangs- und Endbuchstaben eines Wortes besteht. Versuchen Sie, durch das Hinzufügen weiterer Buchstaben, sinnvolle Wörter zu finden.

Beispiel: Z … T: Zeit, Zukunft, Zunft

Versuchen Sie folgende Buchstabengerüste auszufüllen.

B … T:

Boot, _____

_____

_____

Die Lösungen finden Sie auf Seite 128.

Lösungen

ÜBUNGSBLOCK 1

Übung 3

Haarfarbe	Gemütszustand	Sich fortbewegen
Blond	fröhlich	gehen
Braun	grimmig	springen
Brünett	heiter	laufen
Rot	ausgelassen	rennen
Schwarz		stampfen
		hüpfen

Übung 5

Durch die Blume

Ein Mensch pflegt seines Zimmers Zierde,
ein Rosenstöckchen mit Begierde.
Giesst's täglich, ohne zu ermatten,
stellt's bald ins Licht, bald in den Schatten,
erfrischt ihm unentwegt die Erde,
vermischt mit nassem Obst der Pferde,
beschneidet sorgsam jeden Trieb –
doch schon ist hin was ihm so lieb.

Leicht ist hier die Moral zu fassen:
Man muss die Dinge wachsen lassen!

Übung 6

Einzimmerwohnung

Ein, Zimmer, Wohnung, in, wo, wie, immer, winzig, innig, mehr, Meer, nie, wir, hie, hier, her, wohnen, er, Erz, Geiz, Reiz, heizen, Zeiger, zig, Woge, Rom, mein, meine, mir, einig, einzig, usw.

Übung 7

1. Bank

2. Geist

3. Hochzeit

4. Lehre

5. Leiter

6. sein

Übung 8

Amme, alle, Affe, Auge, Alufolie, Alte, Armee, Artillerie, Ameise, ade, Allee, Anne, Antje usw.

Regen, rennen, rein, reisen, riechen, Rahmen, reiten, reiben, rollen, rasten, rutschen, ruhen, Reigen usw.

ÜBUNGSBLOCK 2

Übung 2

Pauken und Trompeten	Sang und Klang
Niet- und nagelfest	klipp und klar
Hieb- und stichfest	angst und bange
recht und billig	schlicht und einfach
schlecht und recht	schlicht und ergreifend
verraten und verkauft	verflixt und zugenäht
kreuz und quer	lieb und teuer

Übung 3

Währung – Münze – Euro, Cent, Schilling

Schmuck – Kette – Halskette, Goldkette, Perlenkette

Körperteil – Finger – Zeigefinger, Mittelfinger, Ringfinger

Gemüse – Tomaten – Cherrytomaten, Cocktailtomaten, Fleischtomaten

Tiere – Katze – Perserkatze, Siamkatze, Kartäuserkatze

Möbel – Tisch – Wohnzimmertisch, Esstisch, Schreibtisch, Couchtisch

Übung 4

Waltraud
Adele
Brigitte
Theodora
Wolfgang
Elisabeth
Veronika
Ferdinand
Ulrike
Gerhard

Übung 5

1. Zur Stromerzeugung

2. Zählen

3. Wenn ein Stromkreis geschlossen ist

4. Die Zentrifuge

5. Er leitet den Blitz zur Erde

Übung 6

Horn	HAUT	Farbe
Hand	ARBEIT	Nehmer
Wasser	WAAGE	Recht
Tau	WETTER	Bericht
Haar	NADEL	Öhr
Dienst	BOTEN	Gang
Sonnen	BLUMEN	Strauß
Dach	STUHL	Lehne

Übung 7

Tee, Eis, Meer, Stier, er, sie, es, Meise, sei, Reise, Riese, Tier, Teer, ist, Mist, erste, mies, erst, Reis, Rist, mir, mit, Strieme, Reim, See, Rest, im, Eimer, Ire, seit, Seite, Set, Remise, ...

ÜBUNGSBLOCK 3

Übung 1

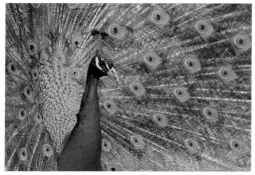

Christian Maurer – Fotolia

Übung 2

Lügen haben kurze Beine.

Erst die Arbeit, dann das Vergnügen.

Morgenstund' hat Gold im Mund.

Wer rastet, der rostet.

Trautes Heim, Glück allein.

Auge um Auge, Zahn um Zahn.

Wie die Made im Speck.

Den Braten riechen.

Honig ums Maul schmieren.

Geteiltes Leid ist halbes Leid.

Ohne Fleiß, kein Preis.

Den Teufel an die Wand malen.

Wer im Glashaus sitzt, soll nicht mit Steinen werfen.

Glück und Glas, wie leicht bricht das.

Wer Wind sät, wird Sturm ernten.

Trocken Brot macht Wangen rot.

Mit Speck fängt man Mäuse.

Alles in Butter.

Zum Fressen gern haben.

Einmal ist keinmal.

Übung 3

Broccoli – Gemüse – Karotten, Tomaten, Paprika, Kohl, Salat

Frankreich – Land (EU-Land) – Spanien, Italien, Deutschland, Griechenland

Klavier – Musikinstrument – Geige, Gitarre, Flöte, Schlagzeug, Akkordeon

Wasser – Getränk (antialkoholisch) – Fruchtsaft, Orangensaft, Tee, Coca-Cola

Hund – Haustier – Katze, Kaninchen, Hamster, Meerschweinchen

Bügeleisen – Elektrogerät – Staubsauger, Mixer, Küchenmaschine

Übung 4

Ja = AJ	Adresse = ESSERDA
Sau = AUS	Auto = OTUA
Dose = ESOD	Bluse = ESULB
Teppich = HCIPPET	Rucksack = KCASKCUR
Fahrkarte = ETRAKRHAF	Cowboy = YOBWOC
Schläger = REGÄLHCS	Dinosaurier = REIRUASONID

Übung 6

Lernen, lehnen, lenken, lesen, leben, lachen, lallen, liegen, lieben, locken, laden, leuchten, liefern, leisten, loben, laben usw.

ÜBUNGSBLOCK 4

Übung 2

Die Katze aus dem Sack lassen.
Die Schäfchen ins Trockene bringen.
Eine Schwalbe macht noch keine Sommer.
Kräht der Hahn am Mist, ändert sich das Wetter, oder es bleibt wie es ist.
Er setzt ihr einen Floh ins Ohr.
Eulen nach Athen tragen.
Mit jemand ein Hühnchen rupfen.
Mit einer Person Katz und Maus spielen.
Augen wie ein Luchs haben.
Fleißig wie eine Biene sein.
Zwei Fliegen mit einer Klappe schlagen.
Man soll nicht mit Kanonen auf Spatzen schießen.
Die Letzten beißen die Hunde.
Jemanden für einen Wolf im Schafspelz halten.

Übung 3

Kiefer – ist ein Nadelbaum

Martin – ist ein Männername

Johann Sebastian Bach – ist ein deutscher Komponist

Wilhelm I. – ist ein Hohenzoller

Übung 5

Eimer, Meer, meiner

Übung 6

Kennen
Kannen
Kanten
Kasten
Rasten

Übung 7

Großbritannien
Dänemark
Österreich
Polen
Spanien

ÜBUNGSBLOCK 5

Übung 1

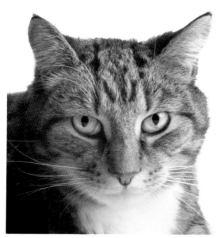

Michael Pettigrew – iStock/Thinkstock

Übung 2

Liebe geht durch den Magen.

Kinder und Narren sagen die Wahrheit.

Was man nicht im Kopf hat, hat man in den Beinen.

In der Not frisst der Teufel Fliegen.

Übung 5

Tomatensuppe	Reisfleisch
Spinatstrudel	Entenbraten

Übung 3

Dichter und ihre Werke

1/b
2/d
3/e
4/f
5/c
6/a

Übung 6

Löwenzahn

Standpunkt

Eisenhut

Kapellmeister

Mimose

Eckball

ÜBUNGSBLOCK 6

Übung 2

Hunger ist der beste Koch.

Der Ton macht die Musik.

Wer zuletzt lacht, lacht am besten.

Morgenstund hat Gold im Mund.

Eigener Herd ist Goldes Wert.

Geteilte Freude ist doppelte Freude.

Wie die Alten sungen, so zwitschern auch die Jungen.

Wie man in den Wald hineinruft, so schallt es wieder heraus.

Kleine Geschenke erhalten die Freundschaft.

Lügen haben kurze Beine.

Übung 3

Besteck – Löffel – Suppenlöffel, Kaffeelöffel, Saucenlöffel, Schöpflöffel

Getränk – Wasser – Tafelwasser, Quellwasser, Mineralwasser

Obst – Apfel – Golden Deliciour, Janathan, Jonagold, Gala, Granny Smith

Kleidung – Hose – Anzughose, Jeans, Sporthose, Nadelstreifhose

Transportmittel – Auto – VW, Opel, Mercedes, Audi, BMW

Baum – Laubbaum – Ahorn, Birke, Eiche, Erle, Linde, Pappel

Übung 4

Vollkorn

Zander

Erdnüsse

Himbeeren

Übung 5

Liebling, blind, Seide, Rührei

Übung 6

1. finden	zu	verlieren	wie	erinnern	zu	vergessen
2. hören	zu	Ohr	wie	schmecken	zu	Mund
3. Brokkoli	zu	Gemüse	wie	Lachs	zu	Fisch
4. Nudeln	zu	kochen	wie	Steak/Huhn	zu	grillen
5. Hunger	zu	Essen	wie	Durst	zu	Wasser

Übung 7

Kampfhund (hahn)

Schlangenleder	Wildschwein
Froschschenkel	Wellensittich
Vogel (Hamster)käfig	Goldfisch (hamster)
Tigerauge	Tausendfüssler
Bienenhonig	Schildkröte
Kuhstall	Stinktier
Pferdegestüt	Laubfrosch
Krokodiltränen	Hammerhai
Fischeier	Marienkäfer
Ameisenhaufen	Klapperschlange (storch)
Schweinebraten	Kanarienvogel
Hasenscharte	Bartgeier
Hundstage	Drehwurm

ÜBUNGSBLOCK 7

Übung 1

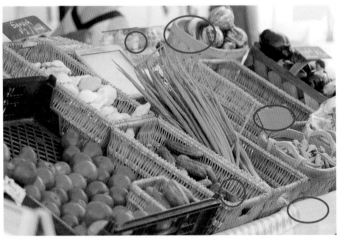

hempuli/iStockphto.com

Übung 2

früh ➜ spät   Höhe ➜ Tiefe

süß ➜ sauer   Intelligenz ➜ Dummheit

schwarz ➜ weiß   Fröhlichkeit ➜ Trauer

auf ➜ zu   Gier ➜ Bescheidenheit

an ➜ aus   Freund ➜ Feind

Übung 3

1 – d – H

2 – g – F

3 – b – D

4 – h – I

5 – i – A

6 – a – G

7 – e – B

8 – f – C

9 – c – E

Übung 5

2	6	5	1	3	4	2	3	6	1	4	6	3	6	2
*	Λ	O	V	X	@	*	O	@	V	©	Λ	X	*	Λ
					✗		✗	✗					✗	✗

3	2	6	4	1	5	2	3	4	2	1	4	6	3	5
X	*	V	©	V	C	*	X	C	%	V	©	Λ	X	O
	✗			✗			✗	✗						

5	4	6	1	2	5	2	3	1	6	2	5	4	3	6
C	®	Λ	Λ	*	O	X	%	V	Λ	*	O	©	X	V
✗	✗		✗			✗	✗							✗

2	1	5	3	6	1	4	5	2	3	5	2	1	6	5
*	Λ	Q	X	Λ	V	©	O	@	Y	C	*	V	V	O
	✗	✗					✗	✗	✗			✗		

3	5	6	4	1	3	4	6	5	2	6	4	1	4	3
X	C	Λ	@	Y	X	®	V	O	*	Λ	©	V	C	X
	✗		✗	✗		✗	✗						✗	

Übung 6

Gehsteig, genug, Gang, Gag, geistig, Genugtuung, Grat, Gratwanderung,
Gebirgswanderung, geizig, grausig, gängig, günstig, gegenwärtig,
grantig, grimmig, Gong usw.

ÜBUNGSBLOCK 8

Übung 2

Er sieht den Wald vor lauter Bäumen nicht.

Aus einer Mücke einen Elefanten machen.

Es wird überall nur mit Wasser gekocht.

Reden ist Silber, Schweigen ist Gold.

Es wird nicht so heiß gegessen wie gekocht.

Je später der Abend, desto schöner die Gäste.

Übung 3

Schauspieler und ihre Filme

1/f   2/c   3/a   4/e   5/d   6/b

Übung 5

1. England

2. Ungarn

3. Dänemark

Übung 6

1. Strom

2. arm

3. elf

4. Kiefer

5. Reif

6. Steuer

7. Seil

Übung 7

Apfel, Strudel, Esel, der, des, er, es, Streu, Rudel, Elster, Feld, Pferd, Art, Ast, Aster, Star, edel, als, alt, Alter, stur, Ferse, fad, Dur, Lust, Frust, Luster, Last, Rest, Rast, fast, est, faul, Leder, Luder, Stau, Staude, Adel, Ader, ...

ÜBUNGSBLOCK 9

Übung 1

Aus den Augen, aus dem Sinn.

Lieber den Spatz in der Hand, als die Taube auf dem Dach.

Wie die Alten sungen, so zwitschern auch die Jungen.

Was du heute kannst besorgen, das verschiebe nicht auf morgen.

Übung 2

Blumen	Kräuter	Gewürze
Veilchen	Schnittlauch	Pfeffer
Gänseblümchen	Petersilie	Curry
Lilie	Basilikum	Kardamom
Rose	Dille	Kurkuma
Leberblümchen	Oregano	Muskatnuss

Übung 5

Fein	WÄSCHE	Ständer
Lebens	RAUM	Teiler
Wind	HUNDE	Leine
Leber	KÄSE	Platte
Fenster	GLAS	Vitrine
Morgen	STERN	Warte
Blüten	ZWEIG	Stelle

Übung 6

N:

Nudeln, Nüsse, Nougat

A:

Artischocke, Aubergine, Avocado, Ananas, Apfel

H:

Huhn, Himbeere, Hafer, Heidelbeere, Hering, Honig, Hirse, Honigmelone

R:

Rosinen, Rüben, Rhabarber, Ribisel, Reis, Radieschen, Rettich

U:

Kein Eintrag

G:

Gurken, Grieß, Grünkohl, Germ, Garnelen, Granatapfel, Grapefruit

S:

Spinat, Spargel, Sellerie, Schmalz, Sauerrahm, Sahne, Sauerkraut, Schnittlauch, Schwarzwurzel, Senf, Sojabohnen, Sojasprossen

M:

Marillen, Melone, Mangold, Melanzani, Mehl, Marmelade, Milch, Mais, Meerrettich

I:

Ingwer

T:

Tomaten, Trüffel, Tofu, Trauben, Thunfisch

E:

Erbsen, Essiggurke, Erdäpfel, Erdbeeren, Eier, Eichblattsalat, Eisbergsalat

L:

Lauch, Linsen, Lachs, Leinsamen, Limette, Litschi

ÜBUNGSBLOCK 10

Übung 2

Eine Schwalbe macht noch keinen Sommer.

Ein blindes Huhn findet auch mal ein Korn.

Was Hänschen nicht lernt, lern Hans
nimmer mehr.
Was der Bauer nicht kennt, frisst er nicht.

Viele Köche verderben den Brei.

Einem geschenkten Gaul, schaut man nicht
ins Maul.

Probieren geht über Studieren.

Vorsicht ist die Mutter der Porzellankiste.

Morgenstund' hat Gold im Mund.

Trocken Brot macht Wangen rot.

Übung 3

Mofa –
ist ein Fortbewegungsmittel mit Motor

Kawasaki –
ist eine Motorradmarke

Muskatnuss –
ist kein Kraut und muss gerieben werden

Übung 4

Lösungswort: Sonnenschein

Übung 5

Romeo und Julia

Sieben auf einen Streich

Schlangen anstatt Haare

Im Vatikan

Idefix

Übung 6

Sand – KASTEN – Tür

Weißheits – ZAHN – Arzt

Kinder – ARZT – Praxis

Abend – KLEIDER – Ständer

ÜBUNGSBLOCK 11

Übung 1

Übung 2

Ein Unglück kommt selten ein allein.

Liebe geht durch den Magen.

Vom Fleisch fallen.

Der dümmste Bauer hat die dicksten Kartoffeln.

Aller guten Dinge sind drei.

Keine Antwort ist auch eine Antwort.

Übung 3

Fisch – Lachs
Wien – Stephansdom
Dezember – Barbarazweig
Russland – Borschtsch
Ungarn – Plattensee
Romeo u. Julia – Shakespeare
Graz – Uhrturm
Andersen – Hässliches Entlein
Hai – Meer
Innsbruck – Tirol
Salzburg – Mozart
Klagenfurt – Lindwurm
Kalb – Kuh
Mount Everest – Himalaja
Henry Dunant – Rotes Kreuz
Auto – Gaspedal
Wirbeltier – Tintenfisch
Manche mögen's heiß – Monroe
Luxor – Nil
Australien – Queensland
Freiland – 100 km/h
Euro – Cent
Mozart – Zauberflöte
Mechaniker – Hebebühne
Moslem – Allah

Übung 5

Herbstbild

Dies ist ein Herbsttag, wie ich keinen sah!

Die Luft ist still, als atmete man kaum,

Und dennoch fallen raschelnd, fern und nah,

Die schönsten Früchte ab von jedem Baum.

O stört sie nicht, die Feier der Natur!

Dies ist die Lese, die sie selber hält,

Denn heute löst sich von den Zweigen nur,

Was von dem milden Strahl der Sonne fällt.

Lösung Rätsel Umschlag

Finnland, Slowakei, Holland

Übung 6

Brombeertorte   Schweinshaxe

Pfirsichbowle   Gulaschsuppe

Übung 7

Boot, briet, breit, bat, Brot, bot, betrat,
Beirat, Bart, Bert, bunt, Braut,
Ballast, Blut usw.

Quellenangaben

Weiterführende Literatur

H. Schloffer, M. Puck: Skriptum des Österr. BV f. Gedächtnistraining „Ausbildung zum/r GedächtnistrainerIn", Hallein 2004

Franziska Stengel: Gedächtnis spielend trainieren. Stuttgart 1993

Vera F. Birkenbihl: Das „neue" Stroh im Kopf? – Vom Gehirn-Besitzer zum Gehirn-Benutzer. 52. Auflage, 2013

Tony Buzan/Wolfram Stanek: Memory Power. Die Gebrauchsanweisung für Ihr Gehirn. Augsburg 2000

Dominic O'Brien: Der einfache Weg zum besseren Gedächtnis. München 2000

Katharina Turecek: Einmal gelernt – nie mehr vergessen. Wien 2004

Manfred Mantel: Effizienter Lernen. München 1990

Marilyn vos Savant, Leonore Fleischer: Brain Building. Reinbek 1994

Manfred Spitzer: Lernen. Gehirnforschung und die Schule des Lebens. Spektrum Akademischer Verlag 2007

Manfred Spitzer: Geist im Netz. Modelle für Lernen, Denken und Handeln. Spektrum Verlag Februar 2000

Beck/Birkle: Der LernCoach – CD-ROM. 2004

Das will ich mir merken! – CD-ROM. 2006

U. Oppolzer: Verflixt, das darf ich nicht vergessen! Baden-Baden 2005

I. Klampfl-Lehmann: Der Schlüssel zum besseren Gedächtnis. München 1986

H. Havas/B.-M. Mündemann: Powertraining für den Kopf. München 2005

K. Gose/G. Levi: Wo sind meine Schlüssel? – Gedächtnistraining in der zweiten Lebenshälfte. Hamburg 2003

A. Tiefenbacher: Gedächtnis trainieren. München 2006

C. Buggy/J. Hancock: Effektives Gedächtnistraining in 7 Tagen. Landsberg/Lech 2000

D. Konnertz/C. Sauer: Lernspaß – fit in 30 Minuten. Offenbach 2000

Bildnachweis

Seite X: Contrastwerkstatt – Fotolia

Seite 4: Voyagerix – istock

Seite 7: Antonis Papantoniou – Fotolia

Seite 14: Gerhard Wanzenböck – Fotolia

Seite 20: Picture-Factory – Fotolia

Seite 30: Naeblys – Fotolia

Seite 31: decade3d – Fotolia

Seite 32/51: Sergey Ilin – Fotolia

Seite 33: rdnzl – Fotolia (Kurzzeitgedächtnis)

Seite 33: fotokalle – Fotolia (Langzeit-gedächtnis)

Seite 33: Frank Herrmann – fotowahn.com (Ultrakurzzeitgedächtnis)

Seite 36/115: Christian Maurer – Fotolia

Seite 42: George Doyle – Stockbyte

Seite 49: Gerhard Egger – Fotolia

Seite 50: Andrea Danti – Fotolia

Seite 57/119: Michael Pettigrew – iStock/Thinkstock

Seite 62: Stockbyte/Thinkstock

Seite 72: wildpixel/iStock/Thinkstock

Seite 77/122: hempuli/iStockphto.com

Seite 79: Broccoli: Thinkstock/Stockybyte/Thinkstock; Erdbeere: Henry Bonn/Fotolia; Apfel: volff-fotolia.com; Ruccula: photocrew/Fotolia; Bananen: Barbara Pheby/Fotolia; Mandeln: Sasimoto/iStockphoto; Orangen: Klaus Rose/Bildjournalist; Walnüsse: photos.com; Heidelbeeren: Alex Star/photos.com; Knoblauch: V.F./photos.com; Feigen: womue/Fotolia.com; Trauben: emer/Fotolia; Tomate: Rangizz/Fotolia; grüner Apfel: coloured photograph/Fotolia

Seite 82: Amir Kaljiovic – Fotolia

Seite 94: Fotowerk – Fotolia

Printing: Ten Brink, Meppel, The Netherlands
Binding: Ten Brink, Meppel, The Netherlands